ナノイムノセラピー
― 免疫を制御するナノメディシン ―

博士(工学) 花方 信孝 著

コロナ社

まえがき

　イムノセラピーは，ヒトが本来もっている免疫システムを活性化あるいは抑制することによる疾患の治療法である。イムノセラピーの対象となる疾患には，感染症，アレルギー，ガンなどがある。また，自分自身の生体成分を異物として認識して免疫システムが作用する自己免疫疾患も，イムノセラピーの対象となる。現在使用されている抗ガン剤の多くは，ガン細胞に対して直接作用するが，イムノセラピーでは，薬剤が免疫システムを活性化することによって間接的にガン細胞に作用する。イムノセラピーのための薬剤として，近年，DNA や RNA などの核酸，あるいはタンパク質やペプチドなど，生体分子を利用する研究開発が行われている。このような生体分子は，ヒトが本来もっている分子であるので比較的安全である反面，体内で容易に分解されてしまうという欠点がある。また，薬剤としての生体分子の多くは細胞内に作用点があるが，生体分子は，細胞内に自然に入っていくことはできない。したがって，薬剤としての生体分子をそのまま投与しても大きな効果は期待できない。ナノイムノセラピーは，このような薬剤としての生体分子をナノマテリアルと複合化することによって，生体分子薬剤が本来もっている効果を引き出す技術である。すなわち，核酸やタンパク質を薬剤として開発するためには，複合化のためのナノマテリアルの開発がキーテクノロジーとなる。

　生物科学や生物工学とナノテクノロジーの融合領域は，ナノバイオロジーあるいはナノバイオテクノロジーと呼ばれている。ナノバイオロジーという場合は，一般に，ナノテクノロジーと生物学あるいは生命科学との融合分野を指す。例えば，細胞内のある特定の分子の挙動を観察して，その分子の機能を解析することによって生物学的な知見を見出す研究などがそれに当たる。一方，ナノバイオテクノロジーという場合は，ナノテクノロジーと生物工学あるいは生命工学との融合分野で，応用を目指した研究のことを指すことが多い。診断用のデバイス開発や，治療用のデバイス開発などがそれに当たる。

　ナノバイオテクノロジーの研究の中で，病気の診断や治療に関連した領域は，ナノメディシンと呼ばれる。ナノメディシンは，ナノスケールあるいはナノ構造がも

つユニークな性質を利用した診断法，あるいは治療法と定義することができる。一般に，ナノスケールといういうときには100 nm以下の材料を指すが，ナノメディシンにおけるサイズの定義はそれほど厳密ではなく，多くの場合，1 000 nm以下のサイズを対象にしている。イムノセラピーを目的としたナノメディシンは，ナノメディシンの中でも比較的新しい研究領域である。

ナノメディシンを習得するためには，生物科学・生物工学とナノテク・材料工学の異なる学問領域に関する知識，および技術が必要である。このような異なる学問領域の専門知識を習得することをダブルメジャーという。専門分野が細分化されている現在，二つの専門分野を習得することは容易ではないが，ナノメディシンの習得を志すためには，ダブルメジャーをつねに意識する必要がある。

本書は，免疫を対象としたナノメディシンに関する参考書として執筆した。本書は，3部構成になっている。第1部では免疫の生物学に関する基礎を概説した。生物学を専門としない読者には第1部の内容を理解することは忍耐が必要かもしれないが，専門外でも最低限知っておいたほうがよい内容だけについて記述した。第2部ではイムノセラピーのためのナノマテリアルをマテリアルの種類別に扱った。ナノメディシンのための新しいナノマテリアルは指数的な勢いで開発されている。それらを網羅することはできないので，ナノマテリアルの開発の根底として必要な事項のみについて記述した。さらに，第3部では，核酸やタンパク質などの生体分子でできた薬剤とナノマテリアルからなるナノメディシンを評価するための技術について概説した。ナノメディシンの安全性や免疫活性化作用をどのように評価するのか，あるいはナノマテリアルのサイズや電荷密度はどのような方法によって測定することができるのかなど，評価法の原理あるいは評価装置の原理について記述した。本書が融合分野であるナノメディシンに対する理解の一助になれば幸いである。

なお，本書を出版するにあたり株式会社コロナ社に並々ならぬご助力をいただいた。ここに感謝を申し上げます。

2014年12月

花方　信孝

目　　　次

第1部　免疫システムの基礎

1. 免疫の生物学

1.1　病原体の感染に対する三つの防御システム …………………………… 2
1.2　血液細胞の分類 …………………………………………………………… 4
1.3　適　応　免　疫 …………………………………………………………… 5
　1.3.1　適応免疫の概要 ……………………………………………………… 5
　1.3.2　サイトカイン ………………………………………………………… 8
　1.3.3　抗原提示細胞による病原体の捕捉と抗原提示 …………………… 10
　1.3.4　Th0細胞の分化 ……………………………………………………… 12
　1.3.5　B細胞の分化 ………………………………………………………… 16
　1.3.6　Th1細胞とTh2細胞のバランス異常による疾患 ………………… 18
　1.3.7　花粉症のメカニズム ………………………………………………… 19
　1.3.8　細胞傷害性T細胞 …………………………………………………… 21
1.4　自　然　免　疫 …………………………………………………………… 23
　1.4.1　上皮による防御 ……………………………………………………… 23
　1.4.2　食細胞による防御 …………………………………………………… 24
　1.4.3　インターフェロンによる防御 ……………………………………… 25
　1.4.4　病原体を認識するセンサー ………………………………………… 26
　1.4.5　TLR4によるLPSの認識 …………………………………………… 29
　1.4.6　TLRのMyD88依存的シグナル伝達経路 ………………………… 30
　1.4.7　TLRのTRIF依存的シグナル伝達経路 …………………………… 33
　1.4.8　細胞質のRNA受容体 ……………………………………………… 33
　1.4.9　細胞質のDNA受容体 ……………………………………………… 36
　1.4.10　インフラマソーム形成による炎症性サイトカインの誘導 ……… 38

1.4.11	NLR ファミリーによる病原体の認識	39
1.4.12	TLR の内在性リガンド	41
1.4.13	細胞質 DNA 受容体の内在性リガンド	43

2. イムノセラピーの戦略

2.1	イムノセラピーとは	44
2.2	自然免疫の活性化	45
2.3	アジュバント	46
2.3.1	アジュバントとは	46
2.3.2	アラムの作用機序	47
2.3.3	アジュバント効果を有する TLR リガンド	48
2.3.4	CpG DNA	49
2.3.5	アジュバントとしての CpG ODN のクラス	50
2.3.6	CpG ODN の分子構造に依存した細胞内局在	53
2.3.7	ホスホジエステル骨格の CpG ODN	57
2.4	ワクチン	61
2.4.1	ガンワクチン	61
2.4.2	ガンの予防ワクチン	62
2.4.3	DNA ワクチン	63
2.4.4	DNA ワクチンのアジュバント効果	65
2.4.5	RNA ワクチン	66
2.5	その他の核酸医薬	67
2.5.1	アンチセンスおよび siRNA	67
2.5.2	MicroRNA	68
2.5.3	デコイ DNA	70
2.6	ヒト化抗ヒト IgE マウス IgG 抗体	73

第2部 イムノセラピーのためのナノキャリア

3. ナノイムノセラピーの基本概念

3.1 ドラッグデリバリーシステムの概念 …………………………… 76
3.2 イムノセラピーのためのドラッグデリバリーシステム ……… 77
3.3 キャリア粒子の受動的性質 …………………………………… 78
3.4 薬剤の体内動態 ………………………………………………… 79
3.5 薬剤の細胞内動態 ……………………………………………… 81
3.6 キャリアからの薬剤の放出システム ………………………… 83
3.7 薬剤の投与方法 ………………………………………………… 86

4. ナノキャリアとしてのウイルス

4.1 ウイルスの構造 ………………………………………………… 89
4.2 アデノウイルスナノキャリア ………………………………… 90
4.3 アデノ随伴ウイルスナノキャリア …………………………… 91
4.4 レトロウイルスナノキャリア ………………………………… 92
4.5 レンチウイルスナノキャリア ………………………………… 94
4.6 ウイルスタンパク質による細胞質へのデリバリー ………… 95
4.7 ウイルスタンパク質による核内へのデリバリー …………… 98

5. リポソームキャリア

5.1 リポソーム …………………………………………………… 99
5.2 脂質分子の特性 ……………………………………………… 99
5.3 リポソームとリピッドマイクロスフェア …………………… 103
5.4 カチオン性リポソーム ……………………………………… 104
  5.4.1 カチオン性リポソーム ………………………………… 104
  5.4.2 カチオン性リポソームによるCpG ODNのデリバリー … 107

5.4.3　マウス TLR9 に関する新たな知見 ………………………………… 107
5.5　リポソームの細胞内動態の制御 ……………………………………………… 109
　5.5.1　イムノセラピーのための薬剤の細胞内デリバリー ………………… 109
　5.5.2　pH 応答性リポソームによる細胞質へのデリバリー ……………… 110
　5.5.3　ペプチドリポソーム ………………………………………………… 112
　5.5.4　プロテオリポソーム ………………………………………………… 113
　5.5.5　リポソームと超音波による細胞質へのデリバリー ………………… 115
　5.5.6　核内へのデリバリー ………………………………………………… 116
5.6　リポソームの体内動態制御 …………………………………………………… 117
5.7　エクソソームのナノキャリアへの応用 ……………………………………… 119
5.8　リポソームによる薬剤の放出制御 …………………………………………… 120

6.　ポリマーキャリア

6.1　ナノキャリアとしてのポリマー ……………………………………………… 121
6.2　合成ポリマー …………………………………………………………………… 122
　6.2.1　カチオン性ポリマー ………………………………………………… 122
　6.2.2　ポリマー粒子の構造 ………………………………………………… 124
　6.2.3　生分解性合成ポリマー ……………………………………………… 125
　6.2.4　脂肪族ポリエステル ………………………………………………… 126
　6.2.5　ポリマーの粒子化 …………………………………………………… 128
　6.2.6　PLGA ナノ粒子によるイムノセラピー …………………………… 130
　6.2.7　ポリ乳酸-PEG ブロック重合体粒子 ……………………………… 131
　6.2.8　ポリマーミセル ……………………………………………………… 132
　6.2.9　デンドリマー ………………………………………………………… 136
6.3　天然ポリマー …………………………………………………………………… 139
　6.3.1　天然ポリマーの生分解性 …………………………………………… 139
　6.3.2　多　　　糖 …………………………………………………………… 141
　6.3.3　アテロコラーゲン …………………………………………………… 143
　6.3.4　ゼ ラ チ ン …………………………………………………………… 144

7. 無機系，炭素系，および金属ナノキャリア

- 7.1 金属系ナノ粒子 …………………………………………… *146*
  - 7.1.1 金ナノ粒子 …………………………………………… *146*
  - 7.1.2 金ナノ粒子のプラズモン共鳴 …………………… *148*
- 7.2 半導体ナノ粒子 …………………………………………… *150*
  - 7.2.1 量子ドット …………………………………………… *150*
  - 7.2.2 コアシェル型量子ドット ………………………… *153*
  - 7.2.3 シリコン量子ドット ……………………………… *154*
- 7.3 炭素系ナノマテリアル …………………………………… *157*
- 7.4 セラミックス系ナノ粒子 ………………………………… *159*
  - 7.4.1 窒化ホウ素ナノ粒子 ……………………………… *159*
  - 7.4.2 リン酸カルシウム ………………………………… *161*
  - 7.4.3 メソ細孔シリカナノ粒子 ………………………… *164*

第3部 ナノイムノセラピーのための評価技術

8. 生物学的評価技術

- 8.1 ナノマテリアルの安全性評価 …………………………… *168*
  - 8.1.1 *In vitro* 評価と *in vivo* 評価 ……………………… *168*
  - 8.1.2 細胞活性を指標としたナノマテリアルの *in vitro* 評価 ……… *168*
  - 8.1.3 死細胞の測定 ………………………………………… *171*
  - 8.1.4 フローサイトメーター ……………………………… *172*
- 8.2 細胞の単離 ………………………………………………… *173*
- 8.3 サイトカインの定量 ……………………………………… *175*
  - 8.3.1 ELISA 法 ……………………………………………… *175*
  - 8.3.2 リアルタイム定量 PCR 法 ………………………… *177*
- 8.4 抗原特異的抗体の定量 …………………………………… *180*

8.5　共焦点レーザー走査蛍光顕微鏡 ………………………………………… *180*

9.　ナノマテリアルの物性評価技術

9.1　ナノマテリアルの形態観察 ……………………………………………… *183*
　9.1.1　走査電子顕微鏡 ……………………………………………………… *183*
　9.1.2　透過電子顕微鏡 ……………………………………………………… *185*
　9.1.3　原子間力顕微鏡 ……………………………………………………… *186*
　9.1.4　ナノ粒子のサイズ測定 ……………………………………………… *188*
　9.1.5　メソ細孔ナノ粒子の比表面積と細孔径の解析 …………………… *190*
9.2　ゼータ電位 ………………………………………………………………… *194*
9.3　ナノマテリアルの化学構造解析 ………………………………………… *195*
　9.3.1　赤外分光法 …………………………………………………………… *195*
　9.3.2　X線回折 ……………………………………………………………… *197*
　9.3.3　ラマン分光法 ………………………………………………………… *200*
9.4　示差走査熱量分析 ………………………………………………………… *202*

参　考　文　献 ………………………………………………………………… *204*
索　　　　　引 ………………………………………………………………… *205*

第1部
免疫システムの基礎

　われわれは，つねにさまざまな外敵に曝されている。われわれにとっての外敵は，大きくウイルス（virus），細菌（bacteria），菌類（fungus），および寄生虫（parasite）に分けることができる。これらの外敵は病気を引き起こす原因となるので病原体（pathogen）と呼ばれる。しかしながら，これらの外敵が侵入してきたとき，われわれは自らを守るシステムを備えている。このシステムが免疫システムである。ヒトがインフルエンザウイルスに感染すると，発熱し衰弱するが，たいていの場合は1～2週間程度で完治する。これは，感染したインフルエンザウイルスに対して免疫システムが働いたためである。発熱は，免疫システムが働いているために起こる症状と考えることができる。イムノセラピーは，われわれが備えている免疫システムを利用した治療といえる。免疫システムを理解することは，病原体による感染症の治療のみならず，ガンやアレルギー，さらに自己免疫疾患の治療への応用のためにも重要である。第1部では自然免疫と適応免疫で構成される免疫システムについて述べ，イムノセラピーのための方法について概説する。

1 免疫の生物学

1.1 病原体の感染に対する三つの防御システム

　皮膚はつねに外部の環境に曝されている。病原体は外部環境中に存在するので，皮膚は病原体の感染のための入口となる。皮膚の外部環境に接している層は，頑丈な角化細胞からできていて，病原体はこの障壁をなかなか通過できない。すなわち，皮膚は，病原体の侵入に対するバリア機能を有しているといえる。消化管や気道の上皮は，口および鼻を通して外部環境とつながっているので内表皮と呼ばれる。消化管や気道の上皮は**粘膜**（mucosa）と呼ばれ，**粘液**（mucus）を分泌している。この粘液が消化管や気道の上皮を覆うことによって，病原体の侵入を防いでいる。

　皮膚や内表皮はバリア機能を有しているが，これらに傷ができると，傷口から病原体が侵入する。侵入を許してしまった病原体に対しては，まず**自然免疫**（innate immunity）が働く。自然免疫は，生まれながらに備わっている防御システムであり，そのシステムは大きく二つに分けることができる。一つは，**マクロファージ**（macrophage）や**好中球**（neutrophil）といった**食細胞**（phagocyte）が侵入してきた病原体を**飲食作用**（**エンドサイトーシス**，endocytosis）で分解する防御システムである。**補体**（complement）と呼ばれる血清中のタンパク質を病原体に結合させることにより，攻撃すべき病原体に印を付け，マクロファージや好中球がこの印の付いた病原体を食作用により細胞内へ取り込む。二つ目は，病原体を認識した細胞がサイトカインと呼ばれるタンパク質を分泌することによる防御システムである。サイトカインとは，情報伝達分子の総称である。自然免疫におけるサイトカインの役割は，感染した組織において炎症を誘導することである。炎症は，血管が拡張したり血流が増えたりすることによって熱をもったり浮腫が起こったりして，た

いていの場合，痛みを伴う。この炎症反応によって血液中から大量の白血球が集まってくる。

　自然免疫により炎症が起こると，その部位に集まってきた白血球により**適応免疫**（adaptive immunity）が誘導される。適応免疫の主人公は**抗体**（antibody）であり，抗体は病原体に結合することによって病原体の増殖や細胞感染を防ぐ。自然免疫が病原体の感染後の迅速な応答であるのに対して，適応免疫は自然免疫に引き続いて起こるので効果が出るまで時間がかかる。インフルエンザに感染すると発熱し体がだるくなる。これは自然免疫による症状である。しかし，これらの症状は10日もすると回復してくる。この回復は，適応免疫による。自然免疫が，ほぼすべての生物に存在するシステムなのに対して，適応免疫は脊椎動物にだけ備わったシステムである。また，自然免疫は病原体に対する特異性が低い応答であるのに対して，適応免疫は一つの病原体に対する免疫応答であり，病原体に対する特異性が高い。すなわち，抗体には特異性があるため，ある病原体の抗体は，他の病原体には作用しない。さらに自然免疫には**免疫記憶**（immunological memory）がないが，適応免疫には免疫記憶がある。ヒトは過去に感染した病原体に対しては免疫記憶があるため，同じ病原体に再び感染しても適応免疫が素早く対処し重篤な症状に陥ることはない。予防接種は，適応免疫の免疫記憶を利用している。免疫記憶による適応免疫を**獲得免疫**（acquired immunity）と呼ぶ。

　このように，皮膚や内表皮がバリアとなって病原体の侵入を防いでいるが，これらのバリアが打ち破られてしまった場合には，自然免疫が素早く対処することによって感染の拡大を遅らせ，さらに適応免疫によって病原体による被害を完全に食い止めるのである（**図1.1**）。

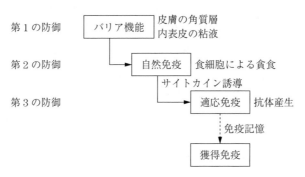

図1.1 病原体の感染に対する防御システム

1.2 血液細胞の分類

血液中には免疫システムに関与する細胞が多く存在する。血液中に存在する細胞は，大きく**血小板**（platelet），**赤血球**（erythrocyte），および**白血球**（leukocyte）に分けることができる（**図1.2**）。血小板は，核のない細胞で，血管の損傷部分で凝固し，傷ついた血管から血液の流出を防ぐ作用を有している。赤血球は，ヘモグロビンにより酸素を運搬する機能をもつ。

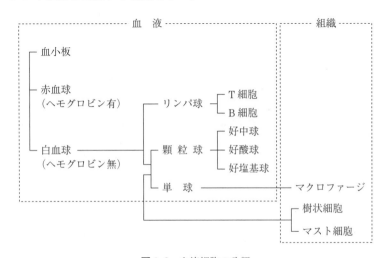

図1.2 血液細胞の分類

免疫システムには白血球が重要な役割を果たす。白血球は，**リンパ球**（lymphocyte），**顆粒球**（granulocyte），および**単球**（monocyte）の総称である。リンパ球は，さらに**B細胞**（B cell）および**T細胞**（T cell）に区別される。顆粒球は，好中球，**好酸球**（eosinophil），および**好塩基球**（basophil）に区別される。好中球は，自然免疫において感染部位に素早く移動し，細菌を取り込み殺す作用をもった食細胞である。好中球は寿命が短く，感染部位で死んで膿となる。好酸球は，腸内寄生虫の防御に関与するが，好塩基球の免疫システムにおける詳しい役割はわかっていない。単球は，血液から組織に移動し，組織で成熟してマクロファージとなる。マクロファージも好中球と同じく食細胞で，細菌やウイルスを貪食する。また，細菌やウイルスに感染して死滅した細胞も食作用により取り込んで分解する。

体内の組織には,マクロファージと同様に食作用を有する**樹状細胞**(dendritic cell)が存在する。また,結合組織や粘膜組織には**マスト細胞**(mast cell)が存在する。樹状細胞やマスト細胞は,血液細胞ではないが,顆粒球や単球と同様に**骨髄系前駆細胞**(myeloid progenitor)から分化した細胞である。樹状細胞とマクロファージは,細菌やウイルスを貪食して,その分解物である**抗原**(antigen)をT細胞に提示するので,**抗原提示細胞**(antigen presenting cell)と呼ばれる。この抗原提示によって活性化したT細胞は,さらにその情報をB細胞に伝えることで抗原に特異的な抗体が生産される。したがって,マクロファージと樹状細胞は,細菌やウイルスを食作用で取り込むことによって感染の拡大を防ぐ自然免疫に関与するばかりではなく,食作用で取り込んで分解した細菌やウイルスの抗原をT細胞に提示することで適応免疫にも関与している。マスト細胞は,アレルギー症状を引き起こす原因となる細胞である。

1.3 適応免疫

1.3.1 適応免疫の概要

適応免疫において重要な役割を果たす細胞は,樹状細胞やマクロファージなどの抗原提示細胞,T細胞,およびB細胞である。

T細胞もB細胞も骨髄においてリンパ系前駆細胞から分化する。B細胞が骨髄中で成熟するのに対し,T細胞は未熟の段階で骨髄から血液に移動し,**胸腺**(thymus)で成熟する。骨髄で成熟したB細胞および胸腺で成熟したT細胞は血流に乗り,**リンパ節**(lymph node)に入る。リンパ節の中でB細胞とT細胞は別々の場所に存在する。リンパ節に入ったB細胞およびT細胞の一部は,**リンパ管**(lymphatic vessel)を経由して胸管から再び血管系へ戻る。すなわち,B細胞とT細胞は,循環しているのである(**図1.3**)。

外から侵入した病原体は,感染部位で樹状細胞によって捕捉され,リンパ管を通ってリンパ節に運ばれT細胞と出会う(**図1.4**)。樹状細胞に取り込まれた病原体は細胞内で分解される。分解された病原体のペプチドや糖鎖は抗原として樹状細胞の表面に運搬され,T細胞と相互作用する。すなわち,樹状細胞は抗原をT細胞に提示するのである。マクロファージも樹状細胞と同様に抗原提示を行う細胞である。樹状細胞とマクロファージの違いは,樹状細胞が感染部位で病原体を捕捉し,

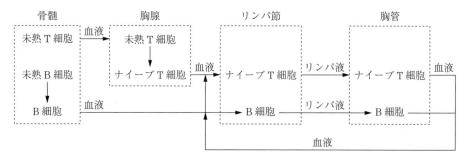

図 1.3 リンパ球の循環

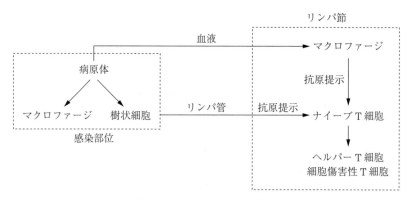

図 1.4 樹状細胞・マクロファージに関する抗原提示

これをリンパ節まで運搬する能力を有するのに対して，マクロファージは感染部位に留まり動かないのでT細胞と出会う機会がほとんどない。マクロファージはリンパ節にも存在するので，樹状細胞に捕捉されずにリンパ節に直接入り込んだ病原体を捕捉し，この病原体の抗原をT細胞に提示することができる。抗原を提示した樹状細胞あるいはマクロファージと接触したT細胞は活性化し，その抗原特異的なT細胞となる。抗原によって活性化される前のT細胞は，**ナイーブT細胞**（naïve T cell）と呼ばれる。

ナイーブT細胞は2種類あり，一つは$CD4^+CD8^-$ナイーブT細胞で，もう一つは$CD4^-CD8^+$ナイーブT細胞である。CD4およびCD8は**表面抗原**（surface antigen）と呼ばれるマーカー分子であり，$CD4^+CD8^-$ナイーブT細胞は，細胞表面にCD4を有しているがCD8はもっていない。一方，$CD4^-CD8^+$ナイーブT細胞は，

CD4 はもっていないが，CD8 をもっている．

CD4⁺CD8⁻ナイーブ T 細胞（Th0 cell）は，リンパ節で樹状細胞あるいはマクロファージなどの抗原提示細胞によって活性化される（図1.5）．Th0 細胞が活性化されると**ヘルパー T 細胞**（helper T cell，CD4⁺T cell）となる．ヘルパー T 細胞はさらに二つの細胞種に分類され，一つは**ヘルパー1T 細胞**（helper 1 T cell，**Th1 cell**）で，もう一つは**ヘルパー2T 細胞**（helper 2 T cell，**Th2 cell**）である．適応免疫では Th1 および Th2 の両方の細胞が関与する．

Th1 細胞はリンパ節からリンパや血液を通して感染部位に移動し，樹状細胞やマクロファージを活性化するとともに，さらに炎症反応を誘導するサイトカインを分泌する．一方，Th2 細胞はリンパ節に留まり，B 細胞を抗体生産能力を有する**形質細胞**（plasma cell）に分化させる．形質細胞はリンパ節に留まるか，リンパや血液を通して骨髄に移動し，抗体を大量に分泌する．樹状細胞およびマクロファージの抗原提示によって分化した Th1 細胞，Th2 細胞，および形質細胞は，**免疫記憶細**

コラム①

表面抗原

表面抗原は，細胞表面に存在する膜タンパク質（主に糖タンパク質）あるいは膜タンパク質の複合体で，この膜タンパク質の違いによって白血球の細胞種を識別することができる．表面抗原は英語の cluster of differentiation の略である CD の後ろに番号を付けることによって表示される．表面抗原は 350 種以上あり，それぞれ番号が付けられているが，番号に意味はない．例えば，CD14 は単球やマクロファージなどの表面にある分子量 55 万のタンパク質であり，CD3 は T 細胞の表面で T 細胞受容体と会合する 4 種の膜タンパク質サブユニットからなる複合体である．

表面抗原は，モノクローナル抗体が結合する抗原として同定されたため CD14 や CD3 は分類番号にすぎない．CD14 は gp55（gp は糖タンパク質である glycoprotein の略，55 は分子量が 55 万 Da）というタンパク質であり，CD3 は gp16，gp20，gp22 および gp25 というタンパク質の複合体である．すなわち，あるモノクローナル抗体が結合した膜タンパク質を CD14 として分類し，そのモノクローナル抗体が結合したタンパク質は gp55 であるということである．抗体は B 細胞から産生されるが，モノクローナル抗体は，1 種類の B 細胞からつくられる 1 種類の抗原に結合する抗体のことである．多種類の B 細胞からつくられる抗体は多くの抗原と結合するのでポリクローナル抗体と呼ばれる．

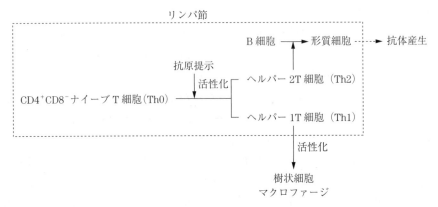

図 1.5 Th0 細胞の活性化

胞 (memory cell) として体内に長い間留まり，同じ病原体に感染したときには，この獲得免疫によって素早く対処することができる。

　病原体が感染部位で樹状細胞に捕捉されると，B 細胞活性化までの一連の反応は主にリンパ節で起こる。しかし，血液中に病原体が入った場合は，脾臓において Th0 細胞および B 細胞の活性化が起こる。脾臓は損傷した赤血球を除去する組織であるが，リンパ節と同様の機能も有している。

　適応免疫によって誘導された抗原特異的抗体は，病原体に対する毒性は示さない。抗体は**中和** (neutralization) あるいは**オプソニン化** (opsonization) によって病原体を不活性化する。中和は，抗体が病原体の増殖に必要な部位に結合することによって，あるいはヒトへの感染に必要な部位に結合することによって感染力を弱める作用である。オプソニン化とは，抗体が病原体に結合して，その表面を覆ってしまうことである。マクロファージなどの食細胞は，抗体のある領域（Fc 領域）と結合する受容体をもっているので，病原体を覆っている抗体は食細胞とも結合し，エンドサイトーシスが促進される。血清中の補体は，それ自身でもオプソニン化の作用を有しているが，抗体の病原体への結合を補助する機能を有している。

1.3.2　サイトカイン

　適応免疫では，病原体の抗原情報が，抗原提示細胞から Th0 細胞へ伝達され，その伝達情報によって分化した Th1 細胞および Th2 細胞から B 細胞にさらに情報伝達が行われ，抗体が生産される。この情報伝達において重要な役割を果たすのが

サイトカイン（cytokine）である。サイトカインとは，細胞が分泌する情報伝達物質の総称である。ホルモンも情報伝達物質であるが，ホルモンが内分泌系で生産され，血液中を流れて体内の組織に運ばれるのに対し，サイトカインは微小量しか生産されず，近傍の細胞にのみ作用する。

サイトカインはさまざまな刺激に応じて産生される糖タンパク質であり，**インターロイキン**（interleukin, **IL**），**ケモカイン**（chemokines），**インターフェロン**（interferon. **IFN**），**腫瘍壊死因子**（tumor necrosis factor, **TNF**）などが含まれる。ある細胞から分泌されたサイトカインは，近傍の細胞の細胞膜に存在する受容体（receptor）と結合し，この結合が刺激となって細胞は増殖，分化，および走化性が制御される。

免疫応答にとって重要なサイトカインは，インターロイキン，インターフェロン，TNF-αなどである。インターロイキンは現在，インターロイキ-1（IL-1）からインターロイキン-33（IL-33）までの33種類が知られている。IL-6などいくつかのインターロイキンは，多くの作用を有する多機能性サイトカインである。インターフェロンは，IFN-α, β, γの3種類あり，IFN-α, βはⅠ型インターフェロン，IFN-γはⅡ型インターフェロンと呼ばれる（**表1.1**）。Ⅰ型インターフェロンの主な効果は，ウイルスの複製阻害，未感染細胞の感染に対する抵抗性を誘導することなどである。すべての細胞がウイルスに感染する可能性を有しているので，Ⅰ型インターフェロンはすべての細胞が誘導することができる。一方，Ⅱ型インターフェロンであるIFN-γは，樹状細胞やマクロファージ，Th1細胞から誘導される。Ⅰ型インターフェロンが自然免疫に関与しているのに対し，Ⅱ型インターフェロンは適応免疫に関与する。TNF-αは，局所的には血管内皮細胞の活性化および血管浸透性の増大などの効果を有し，また全身性の効果として発熱を誘導する。サイトカインの中でIL-1β，IL-6，IFN-γ，およびTNF-αなどは**炎症性サイトカイン**（inflammatory cytokine）と呼ばれることもある。

表1.1 インターフェロンの種類

種類	分泌細胞	主な作用
Ⅰ型インターフェロン 　　IFN-α 　　IFN-β	ほぼすべての細胞	主に自然免疫の活性化
Ⅱ型インターフェロン 　　IFN-γ	樹状細胞，マクロファージ，Th1細胞	主に適応免疫の活性化

1.3.3 抗原提示細胞による病原体の捕捉と抗原提示

適応免疫の第1段階は，樹状細胞やマクロファージなどの抗原提示細胞による病原体の捕捉である。抗原提示細胞はエンドサイトーシスによって外部の物質を細胞内に取り込む。エンドサイトーシスによる物質の取込みは，**飲作用（ピノサイトーシス**，pinocytosis），**大飲作用（マクロピノサイトーシス**，macropinocytosis），および**貪食作用（ファゴサイトーシス**，phagocytosis）に分類される（図1.6）。0.1〜0.5 μmの可溶性物質や液体は飲作用によって細胞内に取り込まれ，0.5〜3 μmの比較的大きな物質は大飲作用によって取り込まれる。病原体などのさらに大きな物質は貪食作用によって取り込まれる。さらに樹状細胞では，細胞表面の受容体を介した**受容体介在エンドサイトーシス**（receptor-mediated endocytosis）により物質を取り込むことができる。

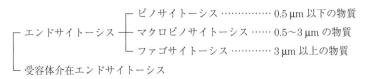

図1.6　細胞による物質の取込み

ファゴサイトーシスで抗原提示細胞に取り込まれた病原体は，**ファゴソーム**（phagosome）という小胞内に含まれる。ファゴソーム内はH^+を運搬するプロトンポンプの作用で酸性になり，**リソソーム**（lysosome）という他の小胞と融合して**ファゴリソーム**（phagolysosome）となる。ファゴリソームは酸性条件で活性化するさまざまな分解酵素を含み，これらの酵素の働きで病原体は分解され，タンパク質の分解産物であるペプチドも生成し抗原となる。

さらに，抗原提示細胞内では小胞体からゴルジ体を経て**主要組織適合遺伝子複合体**（major histocompatibility complex，**MHC**）クラスIIがファゴリソームに輸送され，病原体のペプチド（抗原）と結合する。ペプチド抗原と結合したMHCクラスIIは，細胞表面へと運搬される（図1.7）。Th0細胞は，このMHCクラスII-ペプチド抗原複合体を認識して活性化され，Th1細胞あるいはTh2細胞へと分化する。

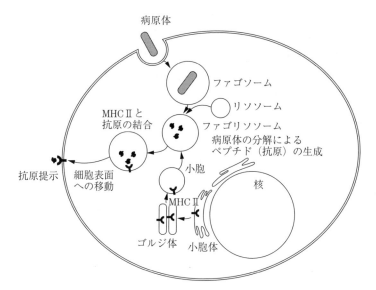

図1.7 MHCクラスIIによる抗原提示

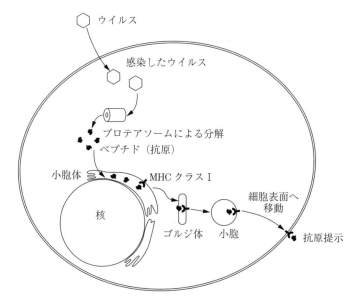

図1.8 MHCクラスIによる抗原提示

MHC クラス II は病原体など，おもに細胞外の抗原に対して誘導される．一方，ウイルスは感染して細胞内に侵入するので，ウイルスの抗原は細胞内にある．細胞内に侵入したウイルスのタンパク質は細胞質の**プロテアソーム**（proteasome）によってペプチドに分解され小胞体に運ばれ，**MHC クラス I**（MHC class I）と結合する．この MHC クラス I-ペプチド抗原複合体も細胞表面に運搬される（図 1.8）．体中のどの細胞もウイルスに感染する可能性があるので，MHC クラス I は，あらゆる細胞によって誘導される．一方，MHC クラス II は，病原体などの細胞外の抗原と結合するので，樹状細胞やマクロファージなどの抗原提示細胞にしかない（表1.2）．MHC クラス II は抗原と結合して Th0 細胞を分化させるのに対して，MHC クラス I は抗原と結合して $CD4^-CD8^+$ ナイーブ T 細胞を**細胞傷害性 T 細胞**（cytotoxic T cell）に分化させる（図 1.4）．細胞傷害性 T 細胞はウイルスなどに感染した細胞を殺すことにより，ウイルス感染の拡大を阻止する．この細胞傷害 T 細胞は自然免疫システムとして作用する．

表1.2 MHC のクラスと抗原提示の機能

クラス	保有細胞	機　　能
MHC クラス I	ほぼすべての細胞	$CD4^-CD8^+$ ナイーブ T 細胞を細胞傷害性 T 細胞に分化
MHC クラス II	樹状細胞，マクロファージ	$CD4^+CD8^-$ ナイーブ T 細胞（Th0 細胞）をヘルパー T 細胞に分化

1.3.4　Th0 細胞の分化

MHC の機能はペプチド抗原を結合してナイーブ T 細胞に提示することにある．MHC クラス II に結合するペプチドは，13～25 個のアミノ酸残基からなり，一方 MHC クラス I の結合するペプチドは主に 8～11 個のアミノ酸残基からなる．このペプチドはナイーブ T 細胞の **T 細胞受容体**（T cell receptor，**TCR**）と相互作用する．ナイーブ T 細胞の TCR は，ペプチド抗原のみでは認識できず，MHC と複合体を形成したペプチド抗原を認識する．すなわち，TCR はペプチド抗原と MHC の両方を認識する（図 1.9）．

抗原提示細胞がどのような抗原を提示するかはわからない．したがって，Th0 細胞は，どのようなペプチド抗原が提示されても，それと結合できる TCR をあらかじめ用意しておかなければならない．すなわち，あらゆるペプチド抗原と結合できる多様な TCR をあらかじめ用意しておく必要がある．このような TCR の多様性は

TCR遺伝子の再構成によってつくり出されている。TCRは基本的に一つのペプチド抗原としか結合することができないので，抗原提示細胞がMHC-ペプチド抗原を提示したとき，そのペプチド抗原と結合できるTCRをもつTh0細胞のみが増殖し，

コラム②

プロテアソームシステム

　プロテアソームは，ユビキチンが結合したタンパク質をATP依存的に分解する酵素のことである。

　分解するべきタンパク質は，ユビキチン化される。ユビキチン化は活性化酵素E1，転移酵素E2およびリガーゼ（連結酵素）E3によって分解するべきタンパク質のリシン側鎖にユビキチンというタンパク質を付加するシステムである。E1，E2，E3によってユビキチンを付加するので，ユビキチン化されたタンパク質はポリユビキチンを結合していることになる。このポリユビキチンを結合したタンパク質は，プロテアソームによって分解するべきタンパク質として認識される。

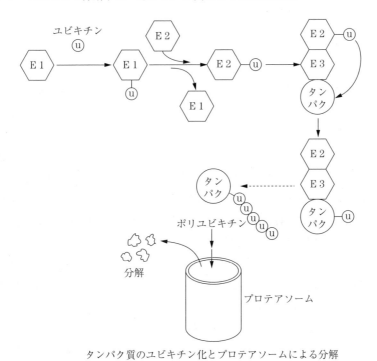

タンパク質のユビキチン化とプロテアソームによる分解

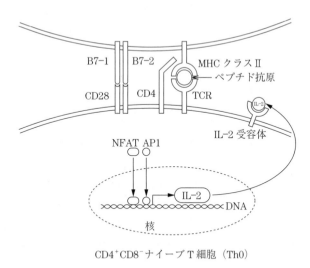

図1.9 MHCクラスIIとペプチド抗原複合体によるTh0細胞の活性化

さらに分化する。

適応免疫が働くためには，抗原提示細胞のMHCクラスII分子の発現を増加させ，Th0細胞の増殖および分化を促進しなければならない。MHCクラスIIは，免疫細胞から分泌されるIFN-γなどのサイトカインによって発現が増強される。

Th0細胞を活性化させるためには，抗原刺激だけでは不十分で，**補助刺激分子**（co-stimulator）が必要である。抗原提示細胞には**B7分子**（B7 molecule）と呼ばれる補助刺激分子が発現している。このB7分子がTh0細胞上のCD28と結合する（図1.9）。B7分子には**B7.1**（**CD80**ともいう）と**B7.2**（**CD86**ともいう）があるが，機能の違いは明らかになっていない。

このような抗原提示細胞との相互作用によって刺激されたTh0細胞は増殖し，Th1細胞かTh2細胞のどちらかに分化する。抗原提示細胞との相互作用によってTh0細胞は，NFAT（nuclear factor of activated T cell），NFκB（nuclear factor κ B），およびAP1（activator protein 1）という**転写因子**（transcription factor）を誘導し，活性化する。転写因子とは，遺伝子のプロモーター領域に結合することによって，その遺伝子の発現を誘導する核内タンパク質のことである。NFATとAP1は**イン**

ターロイキン-2（**IL-2**）というサイトカインの遺伝子発現を誘導し，IL-2 を分泌させる。Th0 細胞から分泌した IL-2 は，Th0 細胞の表面にある IL-2 受容体に結合し，この結合が刺激となって Th0 細胞は分裂を活発化させる（図1.9）。このように，自分で分泌したサイトカインが，自分自身を刺激することを**オートクライン**（**自己分泌**, autocrine）という。これに対して分泌したサイトカインが他種の細胞を刺激することを**パラクライン**（**パラ分泌**あるいは**傍分泌**, paracrine）という。

　IL-2 のオートクライン作用によって分裂している Th0 の増殖が終わりに近づくと，Th1 か Th2 のどちらかの細胞に分化する。どちらに分化するかの詳細なメカニズムについては，よくわかっていない。しかし，抗原提示細胞から分泌されるサイトカインの種類は，どちらの細胞種に分化するかを決定する一つの因子であるこ

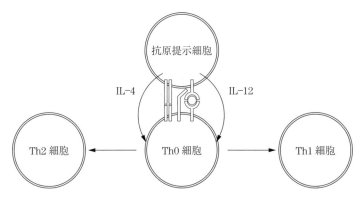

図 1.10　Th0 細胞から Th1 細胞および Th2 細胞への分化

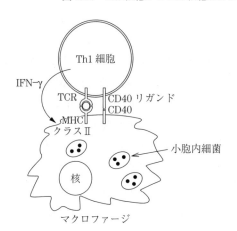

図 1.11　Th1 細胞による細菌を含むマクロファージの活性化

とが明らかとなっている。**インターロイキン-12**（**IL-12**）は Th0 細胞を Th1 細胞へ分化させ，**インターロイキン-4**（**IL-4**）は，Th0 細胞を Th2 細胞へ分化させる（図 1.10）。Th1 細胞は活性化されると感染部位に送られ，そこでマクロファージを活性化する。Th1 細胞によるマクロファージの活性化は，Th1 細胞表面の CD40 リガンドとマクロファージ表面の CD40 との相互作用，および Th1 細胞から分泌される IFN-γ によって起こる（図 1.11）。一方，Th2 細胞はリンパ節にとどまり B 細胞を活性化する。

1.3.5 B 細胞の分化

B 細胞も樹状細胞やマクロファージと同様に抗原提示を行うことができる。B 細胞は細胞表面にある**抗原受容体**（B cell antigen receptor, **BCR**）によって抗原を捕捉する。BCR は，免疫グロブリン M（immunoglobulin M, IgM）あるいは免疫グロブリン D（IgD）と Igα/Igβ というタンパク質の複合体である。IgM あるいは IgD は抗原と結合するコンポーネントで，Igα/Igβ はシグナルを細胞に伝達するコンポーネントである。抗体とは，BCR の構成要素である免疫グロブリンが分泌型となったものである。

B 細胞は分化の過程で遺伝子再構成によりさまざまな抗原に結合できる免疫グロブリンを用意している。抗原が，その抗原に特異的に結合する IgM あるいは IgD をもつ BCR と結合すると，この抗原は受容体介在エンドサイトーシスによって取り込まれる。B 細胞は，この抗原を MHC クラス II に結合させて細胞表面に提示する。同じ抗原によって活性化し分化した Th2 細胞の TCR が B 細胞の表面に提示された MHC クラス II-抗原複合体と相互作用すると，Th2 細胞は CD40 リガンドを，B 細胞は CD40 をそれぞれの細胞表面に発現する。さらに，Th2 細胞は，IL-4, IL-5, IL-6, および IL-10 などのサイトカインを分泌する。CD40 と CD40 リガンドの相互作用，および Th2 細胞から分泌された IL-4 および IL-6 により，B 細胞は増殖を開始し，抗体を産生する形質細胞へと分化する（図 1.12）。

抗原と出会う前の B 細胞の BCR の免疫グロブリンのクラスは IgM および IgD である。しかし，B 細胞が活性化し，増殖すると，免疫グロブリンのクラスが変化する。免疫グロブリンには，IgM および IgD 以外に，IgG, IgA, および IgE という異なるクラスがある（表 1.3）。IgA と IgG には，さらにサブクラスがあり，例えばヒトの IgG は IgG1 から IgG4 までのサブクラスに分かれている。マウスの IgG には

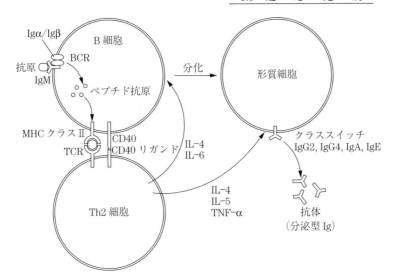

図 1.12 Th2 細胞による B 細胞の分化

表 1.3 免疫グロブリンのクラスと作用

クラス	作用 分泌型	膜型
IgA	粘膜免疫	
IgD		BCR のコンポーネント
IgE	マスト細胞の脱顆粒，寄生虫に対する防御	
IgG	オプソニン化，補体活性化，B 細胞活性化のフィードバック	
IgM	補体の活性化	BCR のコンポーネント

IgG1, IgG2a, IgG2b, および IgG3 がある. B 細胞が活性化し, 分泌型の免疫グロブリンである抗体の産生が起こる場合, 初めは IgM を産生し, その後, IgG, IgE, あるいは IgA のいずれかが産生されるようになる. B 細胞の分化に伴うこのような免疫グロブリンのクラスの変化は, **クラススイッチ**（class switch）と呼ばれている. どのクラスの免疫グロブリンにスイッチするかは, B 細胞がヘルパー T 細胞からどのようなサイトカインの刺激を受けるかによって決定される. 活性化した B 細胞が, Th2 細胞から分泌される IL-4, IL-5, あるいは TNF-α の刺激を受けると, IgG2, IgG4, IgA, および IgE が誘導される. また, Th1 細胞から分泌される IFN-γ や IL-2 は, IgG1 を誘導する. それぞれのクラスの免疫グロブリンは, 異なる機能を有している.

B細胞が分化すると抗体を産生する形質細胞となるが，IgGにクラススイッチした一部の細胞は**記憶B細胞**（memory B cell）となる。記憶B細胞はほとんど分裂しないが，長期間生存することができる。同じ病原体の抗原に再び出会うと，増殖および分化を始める。この記憶B細胞により，同じ病原体が感染したときには，素早い免疫応答を行うことができる。

1.3.6　Th1細胞とTh2細胞のバランス異常による疾患

Th0細胞から分化するTh1細胞はIL-2やIFN-γを分泌し（図1.11），マクロファージを活性化することによって病原体の感染からの回復を早める。一方，Th0細胞から分化するTh2細胞はIL-4やIL-6を分泌することにより（図1.12），B細胞の抗体を産生する形質細胞への分化を促進し，抗体に依存する免疫反応により病原体の感染からの回復を早める。Th1細胞から分泌されるIFN-γには，Th0細胞からTh2細胞の分化を抑制する作用も有している。一方，Th2細胞から分泌されるIL-4にはTh0細胞からTh1細胞への分化を抑制する作用も有している（**図1.13**）。Th1細胞およびTh2細胞から分泌されるこれらのサイトカインにより，どちらか一方のヘルパーT細胞のみが優勢にならないようにバランスが保たれている。しかしながら，このTh1細胞とTh2細胞のバランスが崩れ，どちらかのヘルパーT細胞が優勢になるとさまざまな疾患の原因となる。

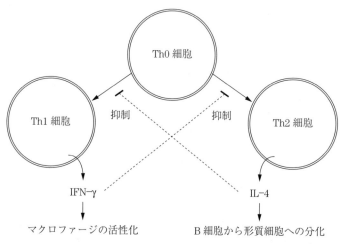

図1.13　Th1細胞とTh2細胞のバランス制御

自己免疫疾患（autoimmune disease）の多くは**自己抗原**（autoantigen）によってTh0からTh1への分化が優勢になり，過剰なTh1細胞によって起こる。例えば，自己免疫疾患として知られる関節性リウマチや全身性エリスマトーデスは，自己滑膜抗原によって活性化したTh1細胞が，マクロファージや破骨細胞を活性化することによって引き起こされる。インスリン依存性糖尿病や多発性硬化症なども過剰なTh1細胞によって起こる自己免疫疾患である。

　一方，花粉症，喘息あるいはアトピー性皮膚炎などの**アレルギー疾患**（allergic disease）は，Th2細胞が優勢になることで起こる。Th2細胞から分泌されるIL-4は，B細胞を分化させるとともに，IgMからIgEへのクラススイッチを誘導する。IgEはマスト細胞から，くしゃみや鼻水などのアレルギー症状の原因となるヒスタミンやロイコトリエンを放出させる。また，Th2細胞から分泌されるIL-5は，好酸球を活性化し，アトピー性皮膚炎や喘息において炎症反応を引き起こす。

　Th1細胞とTh2細胞のアンバランスは，多くの免疫疾患に関与している。そのため，このバランスを制御することによる免疫疾患の治療法が期待されている。

1.3.7　花粉症のメカニズム

　アレルギー疾患は，Th2細胞が優勢になることが原因の一つであるであることを

コラム③

関節性リウマチ・全身性エリスマトーデス

　関節性リウマチ（rheumatoid arthritis）は関節の腫れや痛みを生じ，重症になると関節が変形する病気である。関節リウマチは自己免疫疾患の一つで，免疫システムが自分自身の細胞を攻撃するために起こるが，原因は明らかとなっていない。痛みや腫れは，免疫システムによって炎症性サイトカインが誘導されるために起こる。進行すると関節の滑膜細胞の増殖や軟骨の破壊などで関節の変形が起こる。

　全身性エリスマトーデス（systemic lupus erythematosus）は，細胞内の核成分に対する自己抗体がつくられることによって全身の臓器が侵される自己免疫疾患である。原因は不明であるが，全身性エリスマトーデスの患者では抗体を産生するB細胞の異常な活性化が見られる。この病気では関節の腫れや痛みに加えて皮膚に赤い発疹が出る。さらに侵された臓器によりさまざまな症状を発症する。

　これらの自己免疫疾患の治療は炎症を抑えるステロイド剤（副腎皮質ステロイド剤）や免疫抑制剤などによって行われることが多い。

述べたが,先進国では約20%の人がアレルギーをもっているといわれている。樹状細胞やマクロファージがTh0細胞に提示するペプチドなどの病原体の分解物を抗原と呼ぶが,アレルギーの原因となる物質は**アレルゲン**(allergen)と呼ばれる。代表的なアレルゲンとしては,花粉や猫の毛,ダニの死骸,あるいは特定の食物などがある。これらは通常であれば人の健康に害を及ぼすことはない。しかしながら,Th2細胞が優勢となるとアレルギー疾患の原因となる。

例えば,花粉症では,花粉アレルゲンに特異的なIgEがつくり出される。このIgEが血液中を循環し,皮膚や粘膜に存在するマスト細胞に出会うと,マスト細胞の表面にあるIgE受容体に結合する。マスト細胞に花粉アレルゲン特異的IgEが結合した状態で,呼吸によって花粉が入ってくると,マスト細胞上のIgEにさらに花粉アレルゲンが結合する。新たに入ってきた花粉がマスト細胞上のIgEに結合する

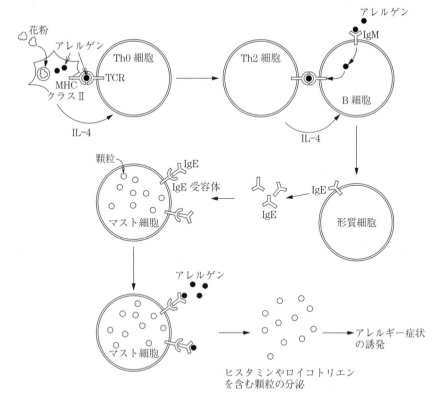

図1.14 花粉症の発症メカニズム

ことがスイッチとなって，マスト細胞はヒスタミンとロイコトリエンを含んでいる顆粒を細胞内から放出する（図1.14）。ヒスタミンは知覚神経を刺激する作用があるので，くしゃみやかゆみなどの症状を引き起こす。また，ヒスタミンは副交感神経を刺激し，それによって収縮した粘液分泌腺から粘液が押し出され鼻水となる。一方，ロイコトリエンには鼻の粘膜の血管を拡張する作用があり，血管の拡張によって浸み出てきた血漿成分が粘膜の下に溜まることによって腫れが生じ鼻づまりになる。

　IgE受容体は，マスト細胞だけではなく樹状細胞の表面にも存在する。すなわち，IgEは樹状細胞のIgE受容体にも結合する。したがって，呼吸で入ってきた花粉は，樹状細胞のIgEとも結合する。樹状細胞は，この花粉を細胞内に取り込み，MHCクラスIIに結合させてTh2細胞に提示するので，IgEの生産量が増加し，アレルギー症状がさらにひどくなる。現在の花粉症治療薬の多くは，ヒスタミンやロイコトリエンの作用を抑制することによってアレルギー症状を緩和することができるが，アレルギー体質を改善する効果はない。

1.3.8　細胞傷害性T細胞

　Th0細胞は抗原提示細胞によってTh1細胞あるいはTh2細胞のどちらかに分化する。もう一つのナイーブT細胞である$CD4^-CD8^+$ナイーブT細胞は活性化すると細胞傷害性T細胞に分化する。$CD4^-CD8^+$ナイーブT細胞の活性化にはTh0の活性化よりも強い刺激が必要であり，樹状細胞のみがその役割を担うことができる。$CD4^-CD8^+$ナイーブT細胞に強い刺激が必要なのは，細胞傷害性T細胞は病原体が感染した細胞に傷害を与えるため，感染が明確なときのみ分化するように制御されているためであると考えられている。

　$CD4^-CD8^+$ナイーブT細胞のTCRは，ウイルスに感染した樹状細胞表面のMHCクラスIとペプチド抗原の複合体と相互作用する。Th0細胞の活性化と同様に，このとき，補助刺激分子として樹状細胞上のB7分子とCD28の相互作用が必要である。$CD4^-CD8^+$ナイーブT細胞はIL-2を分泌し，IL-2はオートクラインによって自らを活性化させる（図1.15(a)）。この活性化様式はTh0細胞の活性化とほとんど変わらない。

　しかし，$CD4^-CD8^+$ナイーブT細胞の活性化は，樹状細胞上でTh0細胞あるいはヘルパーT細胞の活性化と同時に起こることがある。樹状細胞上でTh0細胞が

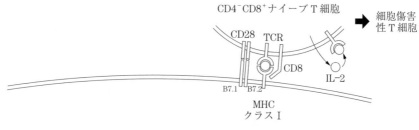

(a) ウイルスが感染した樹状細胞

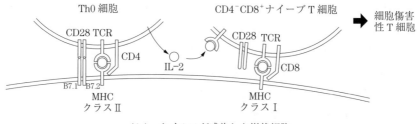

(b) ウイルスが感染した樹状細胞

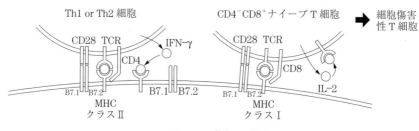

(c) ウイルスが感染した樹状細胞

図 1.15 CD4⁻CD8⁺ナイーブ T 細胞の細胞傷害性 T 細胞への分化

活性化されると，IL-2 を誘導する。この IL-2 がパラクラインによって，同じ樹状細胞上の CD4⁻CD8⁺ナイーブ T 細胞に作用し，CD4⁻CD8⁺ナイーブ T 細胞を活性化することができる（図(b)）。この場合，CD4⁻CD8⁺ナイーブ T 細胞は自ら IL-2 を分泌しなくても，Th0 細胞から分泌される IL-2 によって活性化することができる。また，ヘルパー T 細胞が樹状細胞と相互作用すると，ヘルパー T 細胞は樹状細胞上に補助刺激分子である B7 分子の発現を増加させる。この高発現された補助刺激分子が，同じ樹状細胞上の CD4⁻CD8⁺ナイーブ T 細胞の活性化を促進する（図

(c))。このように，CD4⁻CD8⁺ナイーブT細胞の活性化が，樹状細胞上でTh0細胞あるいはヘルパーT細胞の活性化と同時に起こる場合は，2種のT細胞は樹状細胞上の同じ抗原を認識することになる。

　病原体が感染して細胞内に侵入してしまうと抗体では対処できなくなる。CD4⁻CD8⁺ナイーブT細胞から分化した細胞傷害性T細胞は，このような病原体が感染した細胞に作用して**アポトーシス**（apoptosis）を誘導する。細胞傷害性T細胞によるアポトーシスの誘導には**サイトトキシン**（cytotoxin）が関与している。CD4⁻CD8⁺ナイーブT細胞が活性化し細胞傷害性T細胞になると，サイトトキシンを合成し，それを顆粒の中に貯蔵する。細胞傷害性T細胞が感染部に移動して，病原体が感染した細胞が提示するMHCクラスI-ペプチド抗原複合体を認識して結合すると，このサイトトキシンを含む顆粒を分泌する。サイトトキシンは，パフォーリン，グラニュリシン，およびグランザイムから構成されている。細胞傷害性T細胞が感染細胞と結合すると，パフォーリンとグラニュリシンが感染細胞に孔を開け，この孔からグランザイムが細胞内に入り，アポトーシスを誘導する経路が活性化される。

1.4　自　然　免　疫

1.4.1　上皮による防御

　自然免疫は，病原体の感染の初期に働く免疫応答である。自然免疫は，大きく上皮による防御と食細胞による防御，さらにインターフェロンによる防御に分けることができる。

　ヒトの体の表面は上皮細胞に覆われていて，病原体の侵入に対しての強力なバリアとなっている。皮膚は病原体の侵入に対する物理的バリアの役割を果たしているが，外部環境と直接接触しているので怪我などによってそのバリアが崩壊することがある。消化管や気道の上皮細胞は粘液を分泌することによって粘膜を形成している。しかしながら，粘膜の表面あるいは内部で病原体が繁殖するとそのバリアは崩壊する。

　気道や消化管の上皮細胞は物理的障壁のための環境をつくり出すだけではなく，**リゾチーム**（lysozyme）や**ディフェンシン**（defensin）といった物質を分泌することによっても病原菌の侵入に対する防御を行っている。リゾチームは細菌の細胞壁

を分解する作用を有している。ディフェンシンは，病原体の細胞膜を破壊するペプチドである。

粘膜には病原性のない多くの種類の細菌が常在しているが，これらの細菌が分泌する抗菌タンパク質も病原体の侵入に対する防御機構として働いている。抗菌剤の服用は，これらの病原性のない常在菌も殺してしまうため，かえって病気を悪化させるというリスクも伴うことになる。

1.4.2 食細胞による防御

マクロファージは，血液中の単球が成熟し，組織に定着した細胞である。肝臓に定着しているマクロファージは**クッパー細胞**（Kupffer cell）と呼ばれることもある。マクロファージは適応免疫にも関与していることはすでに述べたが，自然免疫においては中心的な役割を果たしている。

マクロファージは，補体を結合している病原体をファゴサイトーシスで効率よく細胞内に取り込み，分解する。さらに，マクロファージは病原体の成分を認識するセンサータンパク質の活性化により IL-1, IL-6, IL-8（CXCL8 ともいう），IL-12, TNF-α などの炎症性サイトカインやインターフェロンを分泌する。マクロファージから分泌された IL-12 は**ナチュラルキラー細胞**（natural killer cell, **NK cell**）を活性化し，IL-8 は好中球を血流から感染部へ呼び寄せる。IL-1 と TNF-α も，好中球や NK 細胞を感染部に呼び寄せる作用を有している。

IL-1β は，血管内皮細胞の接着因子であるセレクチンや ICAM-1（intercellular adhesion molecule 1）を発現させる。血液中を流れている好中球は，この接着因子に結合することで血管壁を通過する（**図1.16**）。感染部位ではマクロファージによって分泌された IL-8 濃度が高く，好中球は IL-8 濃度の高い感染の中心部へと移動する。感染部に呼び込まれた好中球は，マクロファージと同様にファゴサイトーシスにより病原体を細胞内に取り込み，分解する。マクロファージの生存期間が比較的長いのに対し，血中の好中球は生存期間が短い。感染部位で死滅した好中球は膿を形成する。

さらに，炎症性サイトカインは，血管を拡張させることによって血流量を増加させ，それにより発熱や皮膚の赤みを引き起こす。また，炎症性サイトカインは血管壁の透過性を高めるため，体液を結合組織に浸潤させ，それが腫れや痛みの原因となる。炎症性サイトカインによって引き起こされるこれらの症状は**炎症**

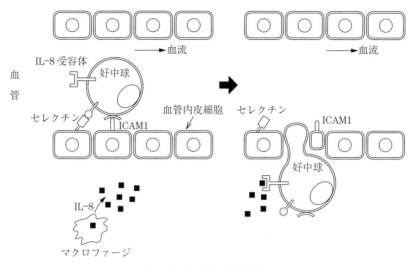

図1.16　好中球の血管透過

(inflammation) と呼ばれる．多くの病原体の最適温度は37℃付近であるので，炎症による体温の上昇によって病原体の増殖が抑制される．一方，適応免疫は体温の上昇でより促進される．

1.4.3　インターフェロンによる防御

ヒトは，ほぼすべての細胞がウイルスに感染しうる．したがって，すべての細胞はウイルスの感染に対して抵抗するための手段を生まれながらにもっている．ウイルスに感染した細胞は，IFN-αやIFN-βといったⅠ型インターフェロンを産生する．Th1細胞などが産生するIFN-γはⅡ型インターフェロンである．ウイルスに感染した細胞から分泌されたⅠ型インターフェロンは，オートクラインによって自分自身に，あるいはパラクラインによって近傍の細胞に作用する．オートクラインにおいて，Ⅰ型インターフェロンはさまざまなタンパク質の合成を誘導する．それらの中には，ウイルスのRNAの分解に関与するタンパク質や，ウイルスが複製するために必要なタンパク質の合成阻害に関与するタンパク質がある．これらの作用により，ウイルスの増殖が抑制される．

Ⅰ型インターフェロンは，NK細胞を活性化し，活性化したNK細胞がウイルスに感染した細胞を攻撃する．NK細胞は，血中を循環している．その作用は細胞傷

害性T細胞と類似しているが，抗原提示細胞と直接相互作用はしない．感染部に呼び込まれたNK細胞の殺傷作用は，感染細胞から分泌されたI型インターフェロンによって劇的に上昇する．マクロファージから分泌されるIL-12もまたNK細胞を活性化し，さらにNK細胞からIFN-γを誘導させる．このIFN-γはマクロファージを活性化するので，IL-12とIFN-γによってNK細胞とマクロファージが相乗的に活性化され，より大きな効果を導くことができる．

I型インターフェロンは，ほぼすべての細胞によって産生されるが，末梢血単核細胞をウイルスで刺激すると大量のI型インターフェロンが誘導される．このI型インターフェロンを誘導する細胞は，細胞形態が樹状細胞に類似しているため**形質細胞様樹状細胞**（plasmacytoid dendritic cell，**pDC**）と呼ばれ，ナイーブT細胞を活性化する．

1.4.4 病原体を認識するセンサー

病原体が細胞に感染したとき，細胞はセンサータンパク質によって病原体の成分を認識する．このセンサータンパク質による認識がサイトカイン誘導の最初の引き金となる．ヒトでは10種類の**トール様受容体**（Toll-like receptor，**TLR**）がセンサータンパク質として中心的な役割を担っている．この10種類のTLRは，それぞれ病原体の異なる成分を認識している（**表1.4**）．TLRは膜タンパク質で，細胞外

表1.4 TLRsの認識成分と発現細胞

TLR	認識成分	発現細胞
TLR1	トリアシルリポタンパク質	骨髄系樹状細胞，好中球，単球，T細胞，B細胞，NK細胞，マスト細胞
TLR2	リポタンパク質，ペプチドグリカン	骨髄系樹状細胞，好中球，単球，マスト細胞，血管内皮細胞
TLR3	二本鎖RNA	骨髄系樹状細胞，血管内皮細胞，線維芽細胞，上皮細胞
TLR4	リポ多糖	骨髄系樹状細胞，好中球，単球，B細胞，マスト細胞，血管内皮細胞，線維芽細胞
TLR5	フラジェリン	骨髄系樹状細胞，好中球，単球，腸管上皮細胞
TLR6	ジアシルリポタンパク質	骨髄系樹状細胞，好中球，マスト細胞
TLR7	一本鎖RNA，イミダゾキノリン	形質細胞様樹状細胞，B細胞
TLR8	一本鎖RNA，イミダゾキノリン	骨髄系樹状細胞，単球
TLR9	非メチル化CpG DNA	形質細胞様樹状細胞，B細胞

領域にロイシンリッチリピートをもち，細胞内領域には Toll/IL-1R 相同性（TIR）ドメインをもつ（**図 1.17**）。ロイシンリッチリピートとは，24〜28 個のアミノ酸で構成され，その中にロイシンが特徴的に配置されている領域のことである。TLR は局在により二つのタイプに分類することができる。一つは細胞膜に存在するタイプで，TLR1，TLR2，TLR4，TLR5，および TLR6 がこのタイプに含まれる。もう一つはエンドソームに存在するタイプで，TLR3，TLR7，TLR8，TLR9，および TLR10 が含まれる。TLR10 はヒトに特異的な TLR であるが，機能は不明である。この局在の違いは，認識する病原体の成分に依存する。細胞膜に存在する TLR は病原体の細胞壁成分をおもに認識する。一方，エンドソームに存在する TLR は，病原体を細胞内に取り込み，分解することによって出てくる核酸を認識する。

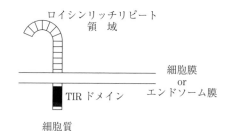

図 1.17 TLR の基本構造

　これらの TLR のうち，TLR1 と TLR6 は TLR2 とのヘテロ二量体を形成する。TLR1，TLR2，および TLR6 は，おもにグラム陽性細菌のトリアシルリポペプチド，ペプチドグリカン，ジアシルリポペプチドをそれぞれ認識する。TLR4 と TLR5 はホモ二量体を形成し，グラム陰性細菌の**リポ多糖**（lipopolysaccharide，**LPS**）およびフラジェリンをそれぞれ認識する（**図 1.18（a）**）。フラジェリンは，細菌の鞭毛の構成タンパク質である。LPS は，グラム陰性細菌の細胞壁を構成する成分で，N-アセチルグルコサミンに脂肪酸が結合したリピド A に糖鎖が付いたものである。

　エンドソームに存在する TLR3，TLR7，TLR8，TLR9 は，すべてホモ二量体を形成する。TLR3 は，RNA ウイルスが細胞に感染し，その細胞の中で複製する際に生じる**二本鎖 RNA**（double-strand RNA，**dsRNA**）を認識する。TLR7 および TLR8 は，細胞に感染したウイルスの**一本鎖 RNA**（single-strand RNA，**ssRNA**）を認識する。エンドソームに局在するこれらの TLR が RNA を認識するのに対して，TLR9 はウイルスあるいは細菌の DNA を認識する（図（b））。ウイルスや細菌のゲノム DNA にはメチル化されていないシトシン-グアニン（cytosine-guanine）配列

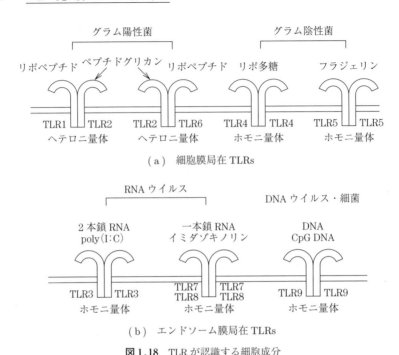

図 1.18　TLR が認識する細胞成分

が多く含まれている。このシトシン-グアニンの配列は **CpG** と呼ばれている。一方，哺乳類のゲノム DNA には CpG は多くは含まれず，含まれていてもメチル化されていることが多い。TLR9 はメチル化した CpG は認識しないことから，TLR9 はウイルスや細菌の DNA の配列に含まれている**非メチル化 CpG**（unmetylated CpG）を認識していると考えられている。

　これらエンドソームに存在する TLR は，合成核酸や抗腫瘍効果を有する化合物も認識する。例えば，TLR3 は人工合成した dsRNA である poly(I:C)（polyinosinic-polycytidylic acid）を認識し，また，TLR9 は非メチル化 CpG を含む 20 塩基程度の一本鎖 DNA を認識してサイトカインを誘導する。TLR7 と TLR8 は，抗腫瘍効果を有する**イミダゾキノリン誘導体**（imidazoquinolin derivatives）であるイミキモドや R848 を認識してサイトカインを誘導する。イミダゾキノリン誘導体は核酸様構造を有している（**図 1.19**）。図(a)のイミキモドはヒトパピローマウイルスの感染による尖型コンジロームの治療薬として利用されている。図(b)の R848 は，イミキモドの約 100 倍の活性があるといわれている。これらの治療薬は，ヒトの TLR7

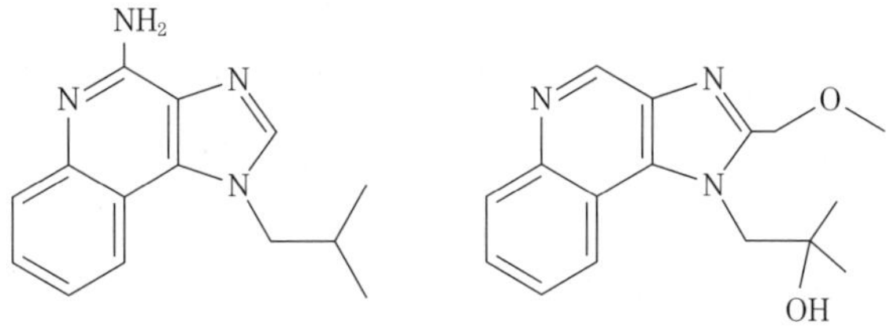

(a) イミキモド　　　　　(b) R848

図 1.19　イミダゾキノリン誘導体

およびTLR8に刺激を与えることで免疫システムを活性化しウイルスを撃退するという新しい治療法として注目されている。

1.4.5　TLR4によるLPSの認識

TLR4は，グラム陰性細菌のLPSを認識するが，LPSは**敗血症**（sepsis）の原因となる**エンドトキシン**（endotoxin）である。TLR4は，ホモ二量体を形成しているが，このTLR4のホモ二量体は単独ではLPSを認識することができない。

細菌表面から放出されたLPSは，血清中の脂質転移酵素であるLPS結合タンパク質と結合し，複合体となる。この複合体は，まず，細胞表面のCD14と結合する。

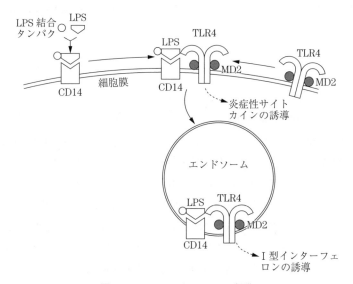

図 1.20　TLR4によるLPSの認識

一方，細胞表面のTLR4ホモ二量体には，アクセサリー分子であるMD2が結合する。CD14と結合したLPSは，MD2を結合したTLR4と結合すると，TLR4の細胞内ドメインを介したシグナル伝達が起こる（図1.20）。すなわち，LPSによるTLR4の活性化のためにはMD2が必要なのである。

このような細胞表面でのTLR4とLPSの相互作用は，炎症性サイトカインを誘導する。しかし，LPSの刺激によってTLR4はエンドソームへ移行する。エンドソームへ移行したTLR4は，おもにI型インターフェロンの産生に関与している。

1.4.6　TLRのMyD88依存的シグナル伝達経路

TLRがリガンドである病原体の構成成分を認識すると，炎症性サイトカインやI型インターフェロンを誘導する。これらのサイトカインの誘導には，アダプター分子である**MyD88**（myeloid differentiation factor 88）を介した経路（図1.21）と，MyD88を介さない経路（図1.22）がある。MyD88を介さない経路は**TRIF**（TIR-domain-containing adaptor-inducing interferon β）経路と呼ばれている。TLR3以外のTLRはMyD88経路によってサイトカインを誘導するが，TLR4は，MyD88経路およびTRIF経路の両方によってサイトカインを誘導する。

細胞表面のTLR1あるいはTLR6とTLR2のヘテロ二量体，TLR4のホモ二量体は，リガンドを認識すると，TIRAP（TIR-domain containing adaptor protein, Malともいう）およびMyD88がTLRの細胞内領域のTIRドメインに結合する（図1.21）。またIRF5（interferon regulatory factor 5）もMyD88に結合する。さらにMyD88にIRAK-1（IL-1 receptor associated kinase-1），IRAK-2，およびIRAK-4が結合する。活性化したIRAKsは，MyD88から離れユビキチンE3リガーゼであるTRAF6（TNF receptor associated factor 6）と会合する。TRAF6は，MAPKKK（MAP kinase kinase kinase）であるTGF-β（transforming growth factor β）TAK1（activated kinase）をユビキチン化して活性化し，活性化したTAK1はTAB1（TGF-β activated kinase 1/MAP3K7 binding protein 1）およびTAB2とともに転写因子であるAP1をリン酸化し活性化するためのMAPK経路を活性化する。また，TAK1，TAB1，およびTAB2は，IKKα（IκB kinaseα），IKKβ，NEMO（NFκB essential modulator）/IKKγからなるIKK複合体を活性化し，NFκBと結合しているIκB（inhibitorκB）を分解することによって転写因子であるNFκBを活性化する。MAPK経路およびNFκB経路で活性化された転写因子であるAP1およびNFκBは，

1.4 自然免疫　31

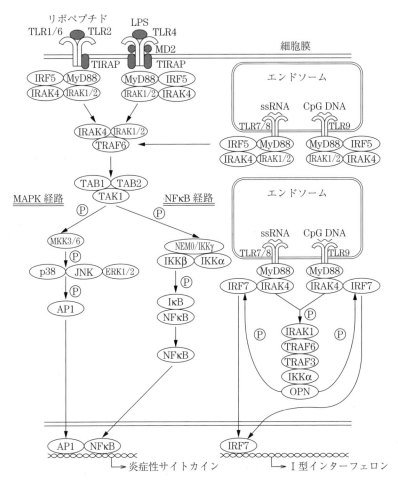

図1.21　TLRs の MyD88 依存的シグナル伝達経路

IL-6, IL-12, および TNFα などの炎症性サイトカインの遺伝子の発現を誘導する。
　エンドソームに局在する TLR7, TLR8, および TLR9 がそれぞれ ssRNA および CpG DNA を認識すると, これらの TLR の細胞内領域の TIR ドメインに MyD88 が結合し, さらに IRAK-1, IRAK-2, IRAK-4, および IRF5 が結合する（図1.21）。これらは TRAF6 の活性化, TAK1 の活性化を介して, MAPK 経路および NFκB 経路によって AP1 および NFκB を活性化させる。一方, TLR7/8 および TLR9 の細胞内領域の TIR ドメインに MyD88 が結合し, さらに IRAK4 および IRF7 が結合する

32   1. 免疫の生物学

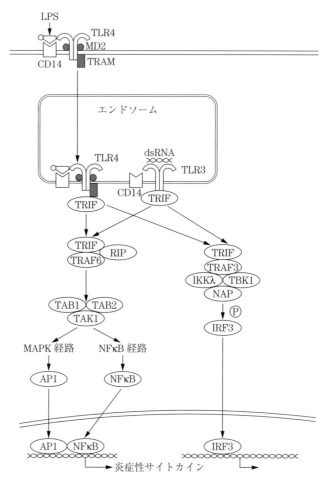

図 1.22 TLR3 および TLR4 の TRIF 依存的シグナル伝達経路

と，IRAK1 および TRAF6 が活性化され，転写因子である IRF7 をリン酸化して活性化する。IRF7 の活性化には TRAF3，IKKα，およびオステオポンチンも関与していることが示唆されているが，これらの分子の詳細な役割についてはわかっていない。リン酸化により活性化した IRF7 は，I 型インターフェロンの遺伝子発現を誘導する。

1.4.7 TLR の TRIF 依存的シグナル伝達経路

エンドソームに局在する TLR3 による炎症性サイトカインと I 型インターフェロンの誘導は，MyD88 を介さない。TLR3 が dsRNA を認識すると，CD14 と相互作用する。CD14 は TLR3 のシグナルを増強すると考えられている。さらに TLR3 の細胞内領域にアダプター分子である TRIF が結合する（図 1.22）。TRIF は TRAF6 および RIP1（receptor-interacting protein 1）と協調的に TAK1 を活性化し，さらに TAB1 および TAB2 とともに MAPK 経路および NFκB 経路を通して AP1 と NFκB を活性化して炎症性サイトカインの遺伝子発現を誘導する。RIP1 の代わりに RIP3 が TRIF に結合すると，シグナル伝達を抑制すると考えられている。また，TRIF は，TRAF3 および NAP1（NAK-associated protein 1）を介して TBK1 と IKKi を活性化し，これらの活性化はさらに IRF3 のリン酸化による活性化を導く。IRF3 は転写因子として I 型インターフェロン遺伝子の発現を誘導する。

細胞膜に局在する TLR4 は膜タンパク質である TRAM（TICAM-2 ともいう）と相互作用するとエンドソームに移動する（図 1.22）。エンドソームに移動した TLR4 には，TRAM を介して TRIF が結合し，TLR3 のシグナル伝達と同じ経路によって炎症性サイトカインおよび I 型インターフェロン遺伝子を発現させる。

1.4.8 細胞質の RNA 受容体

ウイルスの感染による炎症性サイトカインやインターフェロンの誘導には，TLR が関与しているが，特に RNA ウイルスの認識には TLR3 と TLR7，および TLR8 が重要な役割を果たしている。しかし，これらの TLR を発現していない細胞においてもインターフェロンの誘導が認められることから，TLR 以外にも RNA を認識する受容体タンパク質の存在が示唆され，**RIG-I**（retinoic acid inducible gene-I）が同定された。RIG-I は細胞質に局在する RNA ヘリカーゼであり，上皮細胞やマクロファージあるいは樹状細胞など，さまざまな細胞で発現されている。

RIG-I は，dsRNA と 5′ 末端に三リン酸構造をもつ ssRNA を認識して I 型インターフェロンを誘導する。RIG-I は，N 末端に二つの CARD（caspase recruitment domain）をもち，中央に RNA ヘリカーゼドメインを，さらに C 末端には RNA と結合する C 末端ドメイン（C-terminal domain，CTD）をもつ（**図 1.23**(a)）。RIG-I の RNA 認識によるインターフェロンの誘導には RNA ヘリカーゼドメインは必要ではないが，CARD は必須である。RIG-I は，C 末端の CTD が CARD および RNA ヘリ

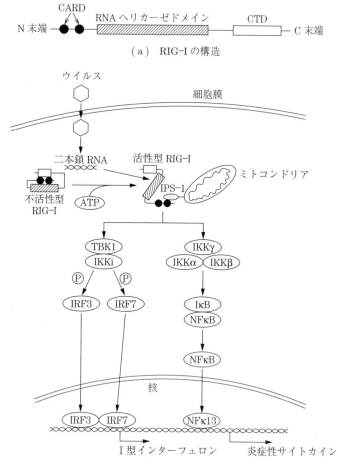

図1.23 RIG-Iの構造とシグナル伝達

カーゼドメインと分子内会合していて不活性状態となっている。しかし，ウイルスが感染するとATPの関与によりCTDがCARDから離れることで構造変化を起こしRNAが結合できる状態となる（図(b)）。RNAを認識したRIG-Iはユビキチン化（コラム3参照）され，ミトコンドリアの外膜に結合しているIPS-1（IFN-β promoter stimulator-1）というアダプター分子と相互作用する。さらにTBK1およびIKKiが転写因子であるIRF3およびIRF7をリン酸化するとともに，IKKα, IKKβ, およびIKKγの活性化によりNFκBが活性化される。これらの転写因子の活性化に

よりインターフェロン遺伝子が発現する。

RIG-I は RNA ヘリカーゼ活性をもつが，dsRNA がこのヘリカーゼ活性によって ssRNA になると RIG-I からインターフェロンを誘導しなくなる。

RIG-I によって認識されるウイルスには，インフルエンザウイルス，センダイウイルス，水泡性口炎ウイルス，日本脳炎ウイルス，B 型肝炎ウイルスなどがあるが，これらのウイルスの RNA の 5′ 末端には三リン酸構造が認められる（**表 1.5**）。一方，mRNA は 5′ 末端に三リン酸構造を有するがキャップ構造が付加されている。また，rRNA は 5′ 末端にリン酸が付加されるが，プロセッシングにより除去される。したがって，RIG-I が mRNA や rRNA などの自己 RNA を認識することはない。

表 1.5 細胞質 RNA センサータンパク質による RNA の認識

RNA センサータンパク	認識ウイルス	認識 RNA
RIG-I	インフルエンザウイルス，水泡性口炎ウイルス，日本脳炎ウイルス，センダイウイルス	三リン酸化二本鎖 RNA 短い二本鎖 RNA
MDA5	脳心筋炎ウイルス，メンゴウイルス，タイラーウイルスなどのピコルナウイルス	長い二本鎖 RNA（1 kb 以上） VPg 結合二本鎖 RNA

RIG-I と同様に二つの CARD と RNA ヘリカーゼドメインをもつ **MDA5**（melanoma differentiation-associated gene 5）も RNA 受容体としての機能をもっている。MDA5 も普段は不活性化しているが，ウイルスが感染すると構造変化を起こし RNA を結合できるようになる。MDA5 もアダプター分子である IPS-1 を介して RIG-I と同様の経路で I 型インターフェロンを誘導する。MDA5 には CTD がないので，RNA 結合のための構造変化は RIG-I とは異なるメカニズムによって起こると思われるが明らかになっていない。MDA5 は 1 kb 以上の長い dsRNA を認識する。一方，RIG-I は，このような長い dsRNA を認識できない。MDA5 はピコルナウイルス科に属するウイルスなどを認識する（表 1.5）。ピコルナウイルスは，RNA の 5′ 末端に VPg というタンパク質を共有結合させている。これにより RIG-I は，ピコルナウイルスを認識できない。

TLR3 は RIG-I や MDA5 と同様に dsRNA を認識する。また，TLR3 は poly(I:C) によってもサイトカインを誘導する。細胞質 RNA センサーにおいては，300 bp までの poly(I:C) は RIG-I によって認識され，4 000 bp 以上の長い poly(I:C) は MDA5 によって認識される。ウイルスが細胞内に感染したときには，まず RIG-I や MDA5

がこれらを認識し，TLR3やTLR7あるいはTLR8は，感染した細胞が死ぬことによって細胞外に放出されるRNAが再び細胞内へ取り込まれたときに認識する受容体であると考えられている．

1.4.9 細胞質のDNA受容体

TLR9は細菌やウイルスのDNAに含まれる非メチル化CpGを認識してMyD88依存的シグナル伝達経路によって炎症性サイトカインやI型インターフェロンを誘導する．TLR9はエンドソームに局在するが，細胞質にもDNAを認識する受容体タンパク質が発見されている．

細胞質のDNA受容体に関する多くの研究は，B型のDNA立体構造をとりやすいpoly(dA:dT)・poly(dT:dA)（**B-DNA**）を用いて行われている．B型のDNAは，右巻きらせん構造をもつ．逆に，左巻きらせん構造をもつDNAはZ-DNAと呼ばれている．多くの生物の一般的なDNAは右巻きらせん構造である．

RNAポリメラーゼIII（RNA polymerase III）は，DNAからRNAを合成する酵素であるが，細胞質に二本鎖のB-DNAが存在するとRNAポリメラーゼIIIによって5'末端が三リン酸化したdsRNAが合成される．この転写されたdsRNAは，さらにRIG-Iと相互作用し，I型インターフェロンが誘導される．すなわち，RNAポリメラーゼIIIは，免疫システムにおいてDNA受容体としての機能を有している．

B-DNAと直接相互作用する細胞質タンパク質として**DAI**（DNA-dependent activator of IRFs，DLM-1あるいはZBP1ともいう）が同定されている．DAIは多くの組織で発現しており，インターフェロンによって発現レベルが向上する．DAIはN末端にZ型DNA（Z-DNA）を結合するZαドメインと，Zαと類似のZβドメインを有する（**図1.24(a)**）．B-DNAとの結合にはD3と呼ばれるドメインが必須であるが，シグナル伝達にはZα，Zβ，およびD3の三つのドメインが必要である．DAIのC末端領域には，キナーゼであるTBK1と転写因子であるIRF3が結合するTID（TBK1/IRF-interacting domain）を有している．B-DNAがDAIに結合すると，DAIは多量体を形成し，その多量体化したDAIのTIDにTBK1およびIRF3がリクルートされる．B-DNAの結合がなくても，DAIを人工的に二量体化すればインターフェロンの誘導が認められることから，サイトカインの誘導には，B-DNAがDAIに結合することにより多量体化することが重要であると考えられている（図(b)）．B-DNAがDAIを介してサイトカインを誘導するためには，500～1000 bp

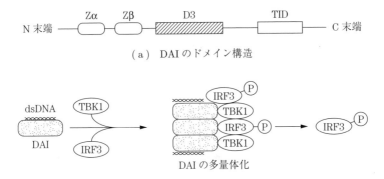

図1.24 DAIの構造とシグナル伝達活性化

の長さのB-DNAが必要である。

　siRNA（small-interfering RNA）でDAIの発現を抑制した線維芽細胞にB-DNAを取り込ませてもI型インターフェロンの産生が部分的にしか抑制されないことから，DAI以外にもDNA受容体タンパク質が細胞質に存在することが示唆されている。DAI以外では，**IFI16**（IFN-γ-inducible protein 16）やヘリカーゼである**DDX41**（dead（Asp-Glu-Ala-Asp）box polypeptide 41），および**cGAS**（cyclic GMP-AMP synthase）が新たなDNA受容体として同定された。これらのDNA受容体によるサイトカイン誘導には**STING**（stimulator of interferon genes）がアダプター分子として働いている（**図1.25**）。STINGは小胞体の膜に局在しているが，DNAの刺激によって核膜周辺の小胞に移動する。STINGは小胞において TRIM56（tripartite motif 56）というタンパク質と複合体を形成している。TRIM56はE3ユビキチンリガーゼ活性をもち，STINGをユビキチン化する（コラム2参照）。ユビキチン化されたSTINGは二量体を形成し，この二量体のSTINGにTBK1が結合する。また，STINGの活性化にはcyclic GMP-AMPがSTINGに直接結合することが必要であることが示唆されている。キナーゼであるTBK1の結合によってSTINGはリン酸化され，さらにIRF3をリン酸化することによってI型インターフェロンの遺伝子発現を誘導する。また，TBK1を結合したSTINGは，MAPK経路およびNFκB経路を活性化することによって炎症性サイトカインの遺伝子発現を誘導する。DAIもSTINGを介してサイトカインを誘導すると考えられているが，十分な証拠はいまのところ得られていない。

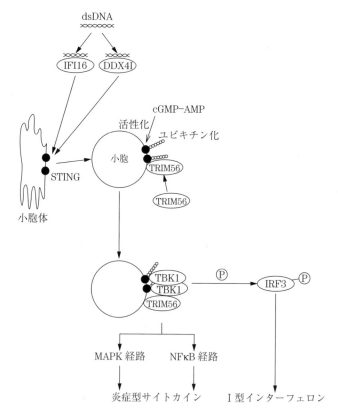

図 1.25　STING を介したサイトカインの誘導

1.4.10　インフラマソーム形成による炎症性サイトカインの誘導

インフラマソーム（inflammasome）は，病原体成分などを認識するタンパク質とアダプター分子である ASC（apoptosis-associated speck-like protein containing a CARD）およびカスパーゼ-1（caspase-1）から構成されるタンパク質複合体である。カスパーゼ-1 により IL-1β の前駆体（pro-IL1β）および IL-18 の前駆体（pro-IL18）から活性型の IL-1β および IL-18 が生じる。**AIM2**（absent in melanoma 2）はインフラマソーム活性化のための DNA 受容体タンパク質として同定されている。AIM2 は，dsDNA を認識すると ASC およびカスパーゼ-1 とインフラマソームを形成し炎症性サイトカインである IL-1β と IL-18 を誘導する（**図 1.26**）。インフラマソームによる IL-1β や IL-18 の発現は，樹状細胞やマクロファージなどで高い。

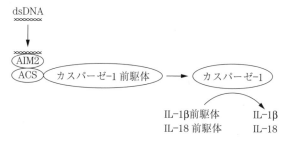

図 1.26 AIM2 による炎症サイトカインの誘導

アデノウイルス感染細胞においてもインフラマソームの形成が観察されている．アデノウイルス感染細胞では，**NALP3**（Nacht, LRR and PYD-containing protein 3）が ASC およびカスパーゼ-1 とインフラマソームを形成するが，このとき，アデノウイルスの DNA がインフラマソーム活性化のトリガーとなっている．また，NALP3 はグラム陽性細菌およびグラム陰性細菌の RNA やウイルスの dsRNA も認識すると考えられている．

1.4.11 NLR ファミリーによる病原体の認識

インフラマソームの構成タンパク質である NALP3 は，**NLR ファミリー**（nucleotide-binding domain and leucine rich repeat containing family）に属するタンパク質である．NLR ファミリーのタンパク質は，N 末端のシグナル伝達ドメイン，中央にヌクレオチドとの結合ドメイン（nucleotide-binding oligomerization domain, NOD），C 末端にロイシンリッチリピートで構成され，ヒトでは約 20 種がある．

NALP3 は，シグナル伝達ドメインとしてパイリンドメイン（pyrin-domain, PYD）をもつ．NALP3 は前述したように，DNA あるいは RNA との結合によってインフラマソームを活性化するが，ATP および尿酸ナトリウム結晶も認識する（**図 1.27**）．尿酸ナトリウム結晶は痛風の原因となるので，NALP3 は痛風の発症にも関与している可能性がある．アダプター分子である ASC は，PYD と CARD で構成されている．インフラマソーム形成時には，NALP3 の PYD と ASC の PYD が結合し，また ASC の CARD にはカスパーゼ-1 の CARD が結合する．

Nod1 および **Nod 2** は NALP3 とは異なる NLR ファミリーのタンパク質であり，インフラマソームの形成なしに NFκB を活性化し，炎症性サイトカインを誘導する．Nod1 および Nod2 が認識する主な病原体成分は細菌のペプチドグリカンであ

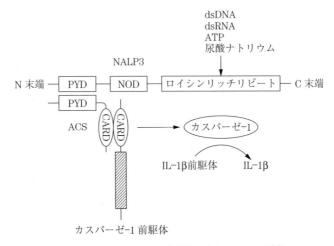

図1.27 NALP3による炎症性サイトカインの誘導

るが，Nod1およびNod2はペプチドグリカンの異なる部位を認識している。すなわち，Nod1はペプチドグリカンのiE-DAP（γD-glutamyl-meso-diaminopimelic acid）を，Nod2はMDP（muramyl dipeptide）を認識する。Nod1はN末端にシグ

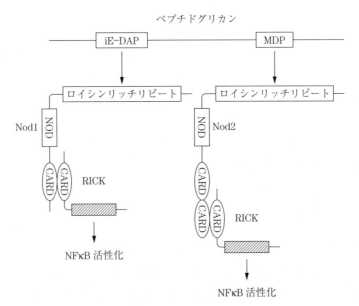

図1.28 Nod1およびNod2によるNFκBの活性化

ナル伝達ドメインとして CARD を一つもち，Nod2 は CARD を二つもつ．Nod1 および Nod2 がペプチドグリカンを認識すると，RICK（RIP-like interacting CLARP kinase）を介して NFκB が活性化される（**図1.28**）．

1.4.12　TLR の内在性リガンド

　TLR は病原体成分の認識のための受容体としての働きを有する一方で，非感染性の炎症反応にも関与していることが見出されている．TLR による非感染性の炎症反応の誘導は，TLR が自己の成分を認識することによって起こるため，自己免疫疾患と深く関わっている可能性が高い．

　グラム陰性細菌の LPS を認識する TLR4 は，HSP70（heat shock protein 70）などの細胞内タンパク質，あるいはフィブロネクチン，ヘパラン硫酸やヒアルロン酸などの細胞外マトリックスを構成する成分も認識する．細胞が傷害を受けてこれらの分子が放出され，TLR4 と結合することによって炎症性サイトカインが誘導されると自己免疫疾患や炎症性疾患の原因となることがある．また，急性肺損傷は，酸化リン脂質が肺胞マクロファージの TLR4 に認識され，TRIF 依存的シグナル伝達による IL-6 の産生によって起こると考えられている．しかし，TLR4 による酸化リン脂質の認識によって MyD88 依存的シグナル伝達によるインターフェロンの誘導は起こらない．すなわち TLR4 は，認識するリガンド分子によって相互作用するアダプター分子が異なるが，このメカニズムについては現在のところ不明である．

　TLR7 は，形質細胞様樹状細胞と B 細胞で，TLR8 は単球および骨髄系樹状細胞で発現し ssRNA を認識するが，RNA とヌクレオプロテインの複合体に対する**自己抗体**（autoantibody）が存在すると，樹状細胞および B 細胞の細胞表面に発現している **Fcγ 受容体**（Fcγ receptor）を介するエンドサイトーシスで細胞内に取り込まれ，TLR7 あるいは TLR8 を活性化する．また，DNA とクロマチンの複合体に対する自己抗体が存在すると，DNA-クロマチンと自己抗体が結合した**免疫複合体**（immune complex）を形成し，Fcγ を介して細胞内に取り込まれ TLR9 を活性化させる．これら自己の RNA および DNA による TLR を介した I 型インターフェロンの誘導は，全身性エリテマトーデスのような自己免疫疾患の原因となることが明らかとなっている．

　また，HMGB（high-mobility group box）も，形質細胞様樹状細胞によって取り込まれ TLR9 を活性化する．HMGB は，核に多く含まれ，クロマチン構造の安定化

や転写活性の調節に関与しているが，核以外にも細胞質および細胞外で見出されるタンパク質である．細胞外に見出されるHMGBの多くは，壊死細胞や炎症部位の細胞から放出されたものである．HMGBにはHMGB1，HMGB2，およびHMGB3の3種があるが，特にHMGB1は免疫システムの調節に大きく関与している．HMGB1は，DNAにもRNAにも結合し，TLRsおよび細胞質DNA受容体や細胞質RNA受容体による免疫応答の開始点になることが示唆されている．細胞外のHMGB1は，死細胞から放出された自己のDNAと結合し，細胞表面のRAGE（receptor for advanced glycation end products）と結合することによってエンドサイトーシスで取り込まれる．取り込まれたDNAは，TLR9によって認識されI型インターフェロンを誘導する（図2.4参照）．HMGB1は，TLR4によっても直接認識される．

抗菌ペプチドであるLL37も，自己DNAと結合することによって細胞に取り込まれ，TLR9を活性化する．LL37は，乾癬皮膚で高濃度に見出されるペプチドで，本来はTLRを介した免疫応答を抑制する働きを有しているが，壊死細胞から放出された自己のDNAと結合するとTLR9を活性化してしまう．

TLR3，TLR7，TLR8，およびTLR9がエンドソームに局在することは，自己の

コラム④

プラスミドとベクター

プラスミド（plasmid）は細胞内の染色体以外の数千塩基対の環状DNAのことで，自己複製する性質をもつので遺伝子の運び屋として利用することができる．プラスミドを制限酵素で切断して線状とし，遺伝子DNAと混合して連結酵素（リガーゼ）で環状に戻すと遺伝子DNAをもつプラスミドとなる．これを細胞に入れると遺伝子DNAが発現し，この遺伝子にコードされているタンパク質を細胞内で生産することができる．遺伝子DNAのような外来性のDNAを細胞内に入れることを**形質転換**（transfection）という．プラスミドは自己複製するので細胞内で増幅し，その結果，プラスミドに連結した遺伝子DNAも一緒に複製されタンパク質の生産量も増える．すなわち，自己複製能をもつプラスミドを遺伝子DNAの運び屋とすることで細胞内で遺伝子DNAがコードするタンパク質を大量に生産することができる．

一方，このような遺伝子DNAを細胞内に運ぶ役割を果たすものを**ベクター**（vector）という．プラスミドを運び屋として利用した場合，このプラスミドをプラスミドベクターと呼ぶこともある．また，ウイルスも遺伝子DNAを運ぶことができ，この場合はウイルスベクターと呼ぶことがある．

RNA あるいは自己の DNA との相互作用を避けるためのシステムであると考えられている。しかしながら，自己の RNA あるいは自己の DNA は，内在性のリガンドと複合体を形成することによってこれらエンドソームの TLRs と相互作用し，それが自己免疫疾患や炎症性疾患一つの原因となっている。

1.4.13　細胞質 DNA 受容体の内在性リガンド

　DAI，IFI16，DDX41，あるいは cGAS などの細胞質 DNA 受容体は，dsDNA であれば塩基配列に非特異的に相互作用して炎症性サイトカインやインターフェロンを誘導する。したがって，アポトーシスなどにより自己の DNA が細胞外に放出され，この自己の DNA が他の細胞に取り込まれた場合には細胞質 DNA 受容体によって認識され，炎症性サイトカインやインターフェロンを誘導してしまう可能性がある。遺伝子治療のためにプラスミド DNA を細胞に形質転換すると，炎症性サイトカインやインターフェロンが誘導される。プラスミド DNA は細菌の DNA に由来するため CpG を含んでいる。プラスミド DNA の形質転換に伴う炎症性サイトカインやインターフェロンの誘導は，TLR9 がプラスミド DNA の CpG を認識するためであると思われていた。しかしながら，プラスミド DNA によって誘導される炎症性サイトカインやインターフェロンは TBK1 の阻害剤で誘導されなくなることから，TLR9 ではなく細胞質 DNA 受容体が関与していることが明らかとなっている。

　細胞質 DNA 受容体が自己の DNA を認識すると自己免疫疾患を引き起こす可能性があるが，健常者では自己の DNA を認識しない機構を有していると考えられる。細胞質 DNA 受容体による自己 DNA と非自己 DNA の区別に関する機構は現在のところ不明である。

2 イムノセラピーの戦略

2.1 イムノセラピーとは

　イムノセラピー（immunotherapy）は，免疫システムの人為的な制御によって免疫疾患やガンを治療する手法である．最も身近なイムノセラピーは**ワクチン接種**（vaccination）である．現在使用されているワクチンの多くは弱毒化ワクチンで，これはヒトに対して病性を示さなくなった変異ウイルスから調製されている．ワクチンは獲得免疫による予防効果を狙ったものである．

　イムノセラピーは，多くの抗ガン剤のように疾患のターゲットに直接作用させるのでなく，免疫システムを増強あるいは抑制することによる間接的な治療である．例えば，ウイルス性肝炎の治療のためにⅠ型インターフェロンが投与されているが，イムノセラピーでは，自己の免疫システムを活性化することによってⅠ型インターフェロンを自らの細胞で産生する．イムノセラピーには，薬剤の投与によって体内の免疫システムを活性化あるいは抑制する方法と，免疫細胞を体外に取り出して活性化させ再び体内に戻す方法がある．後者は *ex vivo* と呼ばれる．いずれの方法においても，特定の細胞に薬剤を作用させて免疫システムを制御することに変わりはない．

　われわれは病原体に感染したとき，自らの免疫システムによって対処することができる．しかし，この免疫システムが病原体増殖に追いつかないと重い症状が現れる．イムノセラピーは，自らの免疫システムを補強するための治療であるといえる．本章では，イムノセラピーのための薬剤とその作用機序について述べる．

2.2 自然免疫の活性化

　B型肝炎あるいはC型肝炎などのウイルス性肝炎は，血液などを介したウイルス感染によって発症するが，自覚症状がないため長い間感染に気付かない場合も多い．これらのウイルス性肝炎は，肝硬変や肝ガンなどを引き起こす可能性もある．現在，B型肝炎およびC型肝炎の治療にはI型インターフェロンや核酸アナログ製剤が使用されている．I型インターフェロンは，1.4.3項で述べたように，ウイルスの複製を抑制する作用やNK細胞を活性化する作用がある．核酸アナログは，核酸に類似した構造を有する化合物で，現在，ラミブジン，アデフォビルおよびエンテカビルが臨床に使用されている（図2.1）．**B型肝炎ウイルス**（hepatitis B virus, **HBV**）は，RNAからDNAを逆転写する．この逆転写のときにこれらの核酸アナログがヌクレオチドの代わりに取り込まれると，ウイルスは増殖できなくなる．ヒトではRNAからDNAの逆転写は起こらないので，これらの核酸アナログはウイルスのみに特異的に作用する．

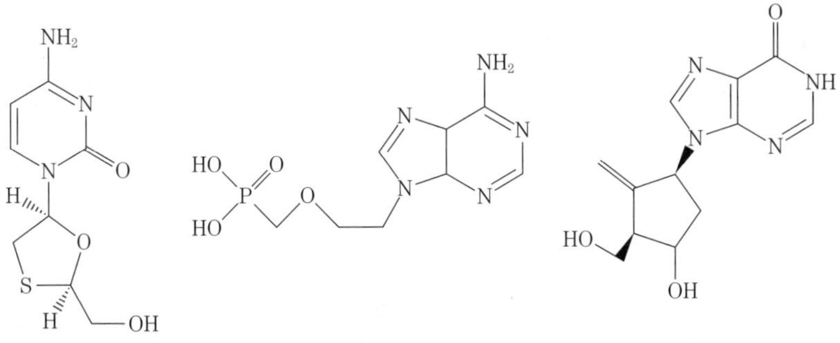

　　(a) ラミブジン　　　(b) アデフォルビン　　　(c) エンテカビル

図 2.1　核酸アナログ

　I型インターフェロンは，TLRおよび細胞質RNA受容体や細胞質DNA受容体を介して誘導することができる．すなわち，TLRのリガンドやRNAおよびDNAは，イムノセラピーに利用することができる．TLR7およびTLR8のリガンドであるイミキモドは，ヒトパピローマウイルスによる尖型コンジロームの治療薬として使われている．さらに，イミキモドより効果の高いR848が開発されている．しかし，

多くの場合，TLRのリガンドやRNAおよびDNAは，インターフェロンの誘導のみならず炎症性サイトカインも誘導する。誘導されたインターフェロンや炎症性サイトカインは，適応免疫にも深く関与している。したがって，TLRのリガンドやRNAあるいはDNAは，自然免疫と適応免疫の両面から免疫システムを増強する効果が期待できる。特に，適応免疫においてこれらのリガンドはアジュバントとしての役割を果たすことができる。

2.3 アジュバント

2.3.1 アジュバントとは

　アジュバント（adjuvant）は，ワクチン抗原とともに投与してワクチンの効果を増強する働きをもつ物質のことをいう（**表2.1**）。抗原提示細胞が抗原を提示することによって，ヘルパーT細胞およびB細胞が活性化して抗原特異的な免疫反応が起こるが，アジュバントの存在によってこの免疫反応は増強される。適応免疫の誘導において，抗原を第1のシグナルとすると，アジュバントは第2のシグナルと考えることができる。すなわち，ワクチン接種において，ワクチンにアジュバントを添加すると，ワクチンを単独で用いるよりも大きな効果を得ることができる。このことは，アジュバントによってワクチンの使用量を低減できることにもつながる。

表2.1　ワクチンに添加されるアジュバント

ワクチン	アジュバント
ジフテリア	リン酸アルミニウム
破傷風	塩化アルミニウム，水酸化アルミニウム
ジフテリア破傷風混合	リン酸アルミニウム，塩化アルミニウム
B型肝炎	水酸化アルミニウム，硫酸アルミニウム
肺炎球菌	リン酸アルミニウム
インフルエンザ	MF59（スクワレンを含む），AS03（スクワレンとビタミンEを含む）

　ワクチンは，全粒子ワクチン，弱毒化ワクチン，およびスプリットワクチンの三つのタイプに分けることができる。全粒子ワクチンはウイルスを不活性化したものである。スプリットワクチンは，ウイルスの特定の成分からなるワクチンである。全粒子ワクチンと弱毒化ワクチンの生産はウイルスを培養する必要があるため開発

に時間がかかる．そのため，ワクチン開発はスプリットワクチンに移行しつつある．スプリットワクチンは抗原性の高い成分のみからなるため安全であるが，病原体の他の成分を含まないため効果が弱いという欠点がある．したがって，スプリットワクチンの効果を高めるためにはアジュバントの添加が必要となる．

アジュバントは，アルミニウム塩，エマルション，サポニンなどがあり，現在もさまざまなアジュバントが開発途上である（**表2.2**）．アジュバントの中でも，アルミニウム塩は1920年代から使用され，**アラム**（alum）と呼ばれている．現在でも，アラムはジフテリアワクチン，破傷風ワクチン，B型肝炎ワクチン，肺炎球菌ワクチンのアジュバントとして使用されている．流行性インフルエンザのワクチンのアジュバントとしては，スクワレン（**図2.2**）をカプセル化したエマルションが使用されている．また，植物成分であるサポニンにもアジュバントとしての効果があることが見出されている．しかしサポニンは副反応性が強いため，副反応性の低いQS21が開発されている．サポニンの特徴は，細胞傷害性T細胞を活性化することである．

表2.2　アジュバントの種類

分　類	アジュバント	特　徴
アルミニウム塩	水酸化アルミニウム，リン酸アルミニウム	IgE誘導能が高い
エマルション（o/w型）	MF59，AS03	細胞に取り込まれやすい
エマルション（w/o型）	Montanide ISA51/ミネラルオイルと植物性界面活性剤	樹状細胞を活性化
サポニン	QS21，ISCOM/脂質＋サポニンのミセル（直径約40 nm）	細胞傷害性T細胞を誘導できる

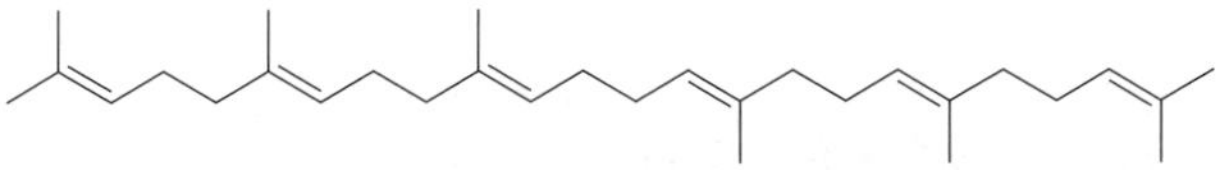

図2.2　スクワレンの化学構造

2.3.2　アラムの作用機序

アラムは80年以上使用されているアジュバントであるにもかかわらず，その作用メカニズムについてはあまりわかっていない．長い間，アラムのアジュバント効果は，アラムが抗原を保持することによって抗原を徐放することによると考えられていた．2008年に，NLRファミリーのNALP3がアラムの受容体であり，ASCお

よびカスパーゼ-1とインフラマソームを形成することによって自然免疫を活性化することが報告されたが，その後，アラムのアジュバント効果はインフラマソームの形成ではなく，自己のDNAが寄与していることが見出された。

アラムを抗原とともにマウスの腹腔（ふっくう）に投与すると，集まってきた好中球が細胞死を起こし，細胞内のさまざまな成分を放出することが見出された。好中球が放出したこの細胞成分をマウスの腹腔に投与するとアラムと同等のアジュバント効果があるが，この細胞成分をDNaseで処理するとアジュバント効果も消失することから，アラムのアジュバント効果は直接的な効果ではなく，好中球のDNAによるものであることが示唆された。実際に，マウスのゲノムDNAでもアラムと同じようなアジュバント効果を得ることができる。

アラムのアジュバント効果は，IgGを誘導することであるが，同時にIgEも誘導する。IgEはアレルギーの原因となる抗体で，IgEの誘導はアラムの副作用として知られている。アラムのアジュバント効果はDNAによるものである可能性が高いが，DNAからI型インターフェロンを誘導する経路にあるTBK1およびIRF3を欠損したマウスでは，IgEの誘導量が顕著に減少している。すなわち，アラムによるIgE誘導にはTBK1およびIRF3が関与している。一方，TBK1およびIRF3を欠損したマウスにおいて，アラムによるIgGの産生はIgEほど顕著に減少しないことから，IgGの産生にはTBK1およびIRF3の関与は低いと考えられている。アラムによるIgEの産生は，転写因子であるIRF3の活性化によるI型インターフェロンによるオートクライン機構が関与しているのではなく，IRF3によって誘導されるIL-12p40がTh2細胞の働きを活性化する一方で，Th1細胞の働きを抑制することに起因することが示唆されている。

2.3.3 アジュバント効果を有するTLRリガンド

アラムのアジュバント効果は，アラムそのものによるのではなく，DNAに起因することが示されたが，DNAがTLR9によって認識されるのか，あるいは細胞質DNA受容体タンパク質によって認識されるのかは不明である。しかし，TLR9によるI型インターフェロン誘導にはIRF7が関与し，IRF3は関与していないので，おそらく細胞質DNA受容体に認識されているのではないかと考えられる。

現在，TLR9のリガンドであるCpG DNAのアジュバントとして有効性について臨床研究が行われている。CpG ODN2006は，24塩基からなるssDNAである（図

2.4)．この CpG DNA はおもに B 細胞に作用し，炎症性サイトカインを誘導し，B 細胞および形質細胞様樹状細胞を活性化する．この CpG DNA はガンの免疫治療のためのアジュバントとして開発が進められている．

LPS は TLR4 のリガンドであるが，LPS は副反応性が強く，そのままではアジュバントとして使用することができない．そのため，LPS から調製した MPL（monophosphoryl lipid A）が開発された．MPL は，LPS の副反応性を 2 000 分の 1 まで低減したアジュバントである．

また，TLR3 の人工合成リガンドである poly(I:C) は，高いアジュバント効果を有するが，副反応性が高い．poly(I:C) は，TLR3 のリガンドとしてだけではなく，RIG-I や MDA5 のリガンドとも成り得る．実際，poly(I:C) は，MDA5 との相互作用により大量の IFN-β を誘導し，これが発熱などの副作用の原因であると考えられている．したがって，TLR3 のみに作用するようなリガンドが開発できればアジュバントとして使用することが可能となる．

2.3.4 CpG DNA

TLR9 のリガンドである CpG DNA はアジュバントとしての応用に関する研究が進められている．CpG DNA をアジュバントとして利用する利点は，合成が容易であること，DNA の配列によりアジュバントとしての効果を制御できる可能性があること，などが挙げられる．

DNA に免疫活性化作用があることは，BCG の DNA 画分が I 型インターフェロンを誘導し，それによって NK 細胞が活性化され，抗腫瘍効果が認められたという発見に基づいている．その後，このような DNA の免疫活性化は，非メチル化 CpG を含む DNA にのみ認められることが明らかになった．非メチル化 CpG は，細菌やウイルスの DNA に高頻度に認められ，哺乳動物の DNA は CpG をわずかしか含まない．また，哺乳動物の DNA に認められる CpG はほとんどがメチル化されている．この非メチル化 CpG を認識する受容体は TLR9 であるが，TLR9 はヒトでは形質細胞様樹状細胞と B 細胞でのみ発現している．マウスでは，マクロファージや骨髄系樹状細胞あるいは定常型樹状細胞でも発現している．TLR9 を介した免疫応答は，自然免疫だけではなく獲得免疫も活性化することができることから，感染症やガンのワクチンのためのアジュバントとして，あるいはアレルギー治療のためのアジュバントとしての開発が進められている．

2.3.5 アジュバントとしての CpG ODN のクラス

アジュバントとしての CpG DNA の開発は，人工合成した**オリゴデオキシヌクレオチド**（oligodeoxynucleotide, **ODN**）で行われている。これまで開発され，すでに臨床試験に供されている CpG ODN は，糖骨格の一部あるいは全部が**ホスホロチオエート化**（phosphorothioate）されている。DNA はデオキシリボースの 1′ 位に塩基が結合し，5′ 位にリン酸が結合したデオキシヌクレオチドが構成単位となっている。デオキシヌクレオチド分子同士は，デオキシリボースの 3′ 位の OH 基とリン酸の OH 基が脱水重合して**ホスホジエステル結合**（phosphodiester bond）を形成する。すなわち天然の DNA はホスホジエステル骨格でできている。ホスホロチオエート骨格の DNA は，デオキシリボースの 5′ 位に結合しているリン酸の負に荷電している酸素原子を硫黄原子で置換したものである（**図 2.3**）。体内のあらゆる組織および細胞は，DNA を分解する酵素である DNase を有している。したがって，アジュバントとして DNA を投与しても，DNase によって分解されてしまい，大きな効果を発揮することはできない。ホスホロチオエート化した DNA は DNase に耐性を示すため，形質細胞様樹状細胞や B 細胞の TLR9 に直接取り込まれる。さら

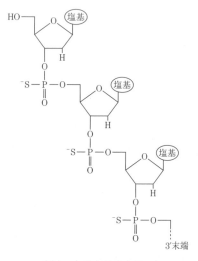

(a) ホスホジエステル結合の天然型 DNA (b) ホスホロチオエート結合の修飾型 DNA

図 2.3 ホスホジエステル骨格とホスホロチオエート骨格

に，ホスホロチオエート化したDNAは，ホスホジエステル骨格の天然型のDNAに比べて細胞への取込み効率が向上する．TLR9は細胞内のエンドソームに局在するため細胞への取込み効率が向上すれば，それだけ多くのCpG ODN分子を作用させることができる．

　これまで開発されたホスホロチオエート骨格を有するCpG ODNは，その構造および作用によって少なくとも三つのクラスに分けられる（**図2.4**）．クラスAに分類されるCpG ODNは，配列の中心にホスホジエステル骨格の**パリンドローム配列**（palindromic sequence）を有し，3′および5′末端にホスホロチオエート骨格のポリグアニン（poly-G）配列が付加されている．CpGはパリンドローム配列の中に含まれている．このクラスのCpG ODNは主に形質細胞様樹状細胞のTLR9との相互作用によりI型インターフェロンを誘導する．クラスBに属するCpG ODNは，分子全体がホスホロチオエート骨格でできていて，主にB細胞のTLR9との相互作用によって炎症性サイトカインを誘導するが，I型インターフェロンの誘導はわずかかほとんど見られない．炎症性サイトカインの誘導によりB細胞および形質細胞様樹状細胞が活性化される．クラスCに属するCpG ODNはクラスBと同様に分子全体がホスホロチオエート骨格で，パリンドローム配列を含んでいる．このクラ

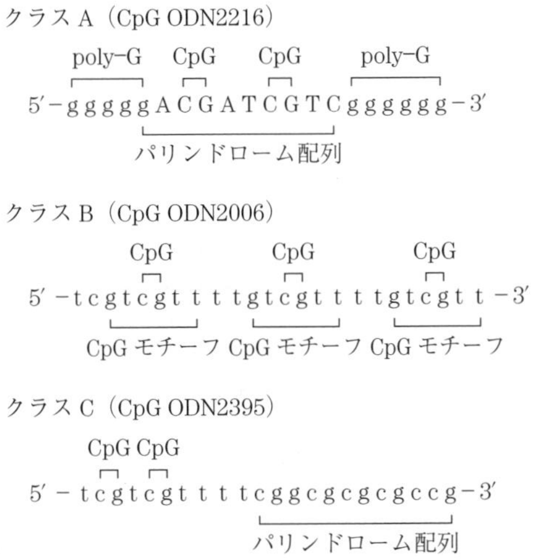

クラスA（CpG ODN2216）

```
      poly-G    CpG    CpG    poly-G
5′- g g g g g A C G A T C G T C g g g g g g g -3′
              パリンドローム配列
```

クラスB（CpG ODN2006）

```
        CpG        CpG        CpG
5′- t c g t c g t t t t g t c g t t t t g t c g t t -3′
      CpGモチーフ  CpGモチーフ  CpGモチーフ
```

クラスC（CpG ODN2395）

```
    CpG CpG
5′- t c g t c g t t t t c g g c g c g c g c c g -3′
              パリンドローム配列
```

図2.4 CpG ODNの三つのクラス（大文字はホスホジエステル骨格をもつ塩基，小文字はホスホロチオエート骨格をもつ塩基を表す）

スの CpG ODN は I 型インターフェロンと炎症性サイトカインの両方を誘導し，クラス A およびクラス B の中間的な性質をもっている．CpG ODN はクラスによってその作用が異なるため，目的に応じてどのクラスの CpG ODN を用いるのか選択することができる．

CpG ODN のクラスによって作用が異なるのは，CpG ODN の分子構造に依存する．どのクラスの CpG ODN も一本鎖の ODN である．しかしながら，クラス A の CpG ODN は，生理的な環境下では，一本鎖 ODN が自己会合し高次構造を形成する（図 2.5）．クラス A の CpG ODN は，中心のパリンドローム配列により，2 分子がそれぞれ逆向きに結合し二量体となる．二量体となった分子が二つ集まると両末端の四つの poly-G 配列が Hoogsteen Base Pairing によりたがいに会合して G-tetrad 構造をとる．この G-tetrad 構造の四量体分子が，さらに二量体分子ある

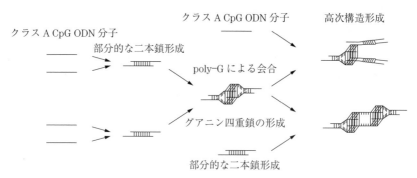

図 2.5　クラス A CpG ODN の高次構造形成
（Klein et al.：Ultramicroscopy，110，p.689（2010）から改変して転載）

コラム⑤

パリンドローム配列

パリンドローム配列は回文配列ともいい，DNA 鎖中の対象塩基配列のことをいう．例えば

　　　5′-GAATTC-3′

という配列の相補鎖は 3′-CTTAAG-5′ となり，元の配列と同一となる．これは，元の一本鎖 DNA の塩基配列に対象関係にある配列を含むときに起こる．すなわち，5′-GAATTC-3′ は，3 番目の A と 4 番目の T を境に塩基配列が対象関係にあるため，相補鎖も同じ配列となる．

いは単量体分子と相互作用すると複雑な高次構造となる。クラスAの20塩基程度のCpG ODNが多量体を形成すると，分子のサイズは数十 nm となる。Poly-Gは細胞表面のスカベンジャー受容体と結合できるため，高次構造を形成したクラスAのCpG ODNはスカベンジャー受容体を介したエンドサイトーシスで細胞内に取り込まれると考えられる。受容体を介したエンドサイトーシスは，受容体を介さないエンドサイトーシスよりも取込み効率が優れている。

分子全体がホスホロチオエート骨格でできているクラスBのCpG ODNは，クラスAのCpG ODNのような高次構造は形成しない。生理的環境下では，直線状の一本鎖ODNとして存在する。クラスBのCpG ODNは，CpGのみならず，CpGの前後の配列もTLR9との相互作用に重要な役割を果たしている。CpG ODN2006は，CpGの前後の配列を含めて5′-gtcgtt-3′ という配列を含むときにヒトのTLR9を活性化する。しかし，このCpGを含む6塩基からなる配列はヒトのTLR9に特異的で，マウスでは5′-gacgtt-3′ がTLR9を活性化する。これらのCpGを含む6塩基からなる配列を **CpG モチーフ**（CpG motif）と呼んでいる（図2.4）。ヒトのTLR9はマウスのCpGモチーフを認識しない。しかし，6塩基のCpGモチーフの種特異性は，ホスホロチオエート化したODNにのみ見られる現象であることが後の研究によって明らかとなっている。ホスホロチオエート骨格のみからなるクラスBのCpG ODNの細胞への取込みは，ピノサイトーシスによると考えられるが，ホスホジエステル骨格のODNよりも取込み効率は優れているので，能動的なメカニズムが働いている可能性もある。

クラスCのCpG ODNはパリンドローム配列により，2分子が会合し部分的な二本鎖を形成する。クラスCのCpG ODNはクラスAとクラスBの中間的な性質を示すが，これは，部分的な二本鎖が，高次構造と直線状構造の中間的な構造とみなされるのかもしれない。

2.3.6　CpG ODN の分子構造に依存した細胞内局在

クラスAのCpG ODNもクラスBのCpG ODNもTLR9によって認識されるにもかかわらず，誘導される主要なサイトカインが異なっている。これまでの研究から，誘導されるサイトカインの種類は，細胞内に取り込まれたCpG ODNの局在に依存するということが明らかになっている。しかしながら，CpG ODNの局在に関しては異なる二つのメカニズムが提案されている。

TLR9 はエンドソームに局在するが，樹状細胞では，TLR9 は二つの異なるエンドソームに局在している．TLR9 はもともと小胞体の膜で UNC93B という膜タンパク質と共存している．さらに HMGB1 も小胞体において TLR9 と共存している．この TLR9 複合体は小胞体からゴルジ体に移動し，さらに**初期エンドソーム**（early endosome）に移動する（**図 2.6**）．UNC93B は，TLR9 が小胞体から初期エンドソームに移動するときに必要なタンパク質である．また，HMGB1 は TLR9 がゴルジ体から初期エンドソームに移動するのを手助けする役割をしていると考えられている．

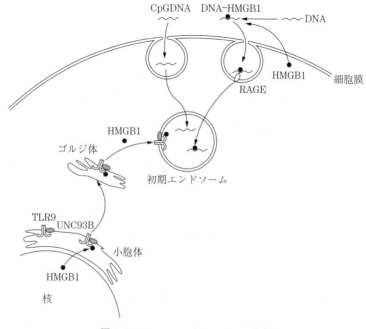

図 2.6 TLR のエンドソームへの移行

提案されている一つ目のメカニズムでは，TLR9 は初期エンドソームと**後期エンドソーム**（late endosome）に分かれて局在するという結果に基づいている（**図 2.7**）．初期エンドソームの TLR9 の一部は，さらに後期エンドソームに移動する．このとき，AP3 というタンパク質が TLR9 の初期エンドソームから後期エンドソームへの移行を手助けする．エンドサイトーシスで細胞に取り込まれたクラス B の CpG ODN 分子は，初期エンドソームに取り込まれるが，ただちに後期エンドソームに移行される．後期エンドソームの TLR9 と相互作用したクラス B の CpG ODN

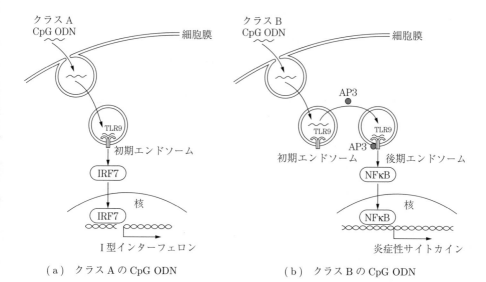

図 2.7 CpG ODN の違いによる異なるサイトカインの誘導メカニズム（仮説 1．クラス A の CpG ODN は高次構造を形成しているが，この図では ssDNA で示している）

は炎症性サイトカインを誘導する．一方，高次構造を形成するクラス A の CpG ODN は，エンドサイトーシスの後，初期エンドソームに留まり後期エンドソームには移行しない．初期エンドソームの TLR9 と相互作用した CpG ODN は I 型インターフェロンを誘導する．すなわち，初期エンドソームの TLR9 が CpG ODN と相互作用すると IRF7 を活性化させる経路が働き，後期エンドソームの TLR9 が CpG ODN と相互作用すると NFκB を活性化させる経路が働き出すという説である．クラス C の CpG ODN は炎症性サイトカインと I 型インターフェロンの両方を誘導するが，この CpG ODN は初期エンドソームおよび後期エンドソームの両方に局在する．CpG ODN の局在の違いは，分子サイズに依存すると考えられている．すなわち，クラス B の CpG ODN は高次構造を形成しないので初期エンドソームから後期エンドソームに移行でき，高次構造を形成して分子サイズが大きくなったクラス A の CpG ODN は後期エンドソームに移動できないため初期エンドソームに留まると考えることができる．しかし，クラス A の CpG ODN は I 型インターフェロンを主要なサイトカインとして誘導するが，同時に炎症性サイトカインも誘導する．したがって，CpG ODN 分子が初期エンドソームに留まると炎症性サイトカインの誘導は起こらないことになる．このメカニズムでは，クラス A の CpG ODN による炎症

性サイトカインの誘導を説明できない．

　二つ目のメカニズムでは，初期エンドソームのTLR9は，さらに二つのエンドソームに分配されるという結果に基づいている．初期エンドソームのTLR9は，VAMP3というタンパク質を発現しているNFκBエンドソームに移動する．さらにVAMP3を発現しているエンドソームの一部のTLR9は，AP3の働きによってLAMP1というタンパク質を発現しているIRF7エンドソームに移動する．クラスAのCpG ODNは，まずVAMP3を発現しているエンドソームに入り，そこでTLR9と相互作用する．VAMP3を発現しているエンドソームのTLR9がCpG ODNによって活性化されるとNFκBを活性化する経路が働き出す．このNFκBの活性化により炎症性サイトカインが誘導される．さらにクラスAのCpG ODNはLAMP1を発現しているエンドソームに移行する．LAPM1を発現しているエンドソームのTLR9と相互作用したCpG ODNは，IRF7を活性化させ，I型インターフェロンを誘導する（図2.8(a)）．クラスBのCpG ODNがI型インターフェロンを誘導しないか，誘導してもわずかであるのは，VAMP3を発現しているエンドソームに留まるためであると考えられる（図(b)）．このメカニズムにおいては，クラスBのCpG ODNがなぜVAMP3を発現しているNFκBエンドソームに留まりLAMP1を発現しているIRF7エンドソームに移行しないのか，また，クラスAのCpG ODNがなぜIRF7

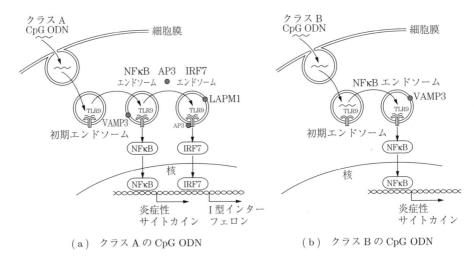

図2.8　CpG ODNのクラスの違いによる異なるサイトカインの誘導メカニズム（仮説2，クラスAのCpG ODNは高次構造を形成しているが，この図ではssDNAで示している）

エンドソームに移行できるのか，については明らかになっていない．

現在のところどちらのメカニズムが正しいのか結論は出ていない．しかし，TLR9の活性化によって炎症性サイトカインを誘導するのか，あるいはI型インターフェロンを誘導するのかは，CpG ODNがどのエンドソームに局在しているTLR9と相互作用するのかということに依存していることは共通している．

2.3.7 ホスホジエステル骨格のCpG ODN

クラスA, B, CのCpG ODNは，DNaseに対する耐性能を付与するため，分子の一部あるいは全部がホスホロチオエート骨格でできている．しかしながら，ホスホロチオエート化によってタンパク質の非特異的な吸着が起こり，それが原因と思われる副作用が懸念されている．ホスホロチオエート化した核酸に転写因子などのタンパク質が吸着することによってシグナル伝達が撹乱されたり，補体の活性化による急性毒性，さらに動物実験では腎臓障害などが報告されている．現在のところヒトの臨床試験においてこのような副作用は報告されていないが，アジュバントとして使用するためにはこのような副作用のリスクは低減したほうがよい．そこで，ホスホジエステル骨格のみからなる天然型のCpG ODNの開発が行われている．20塩基程度のホスホジエステル骨格のみからできているCpG ODNのアジュバントとしての作用は，同じ塩基配列のホスホロチオエート骨格のCpG ODNの200分の1程度しかない．

DNaseにはエキソヌクレアーゼ型とエンドヌクレアーゼ型がある．エキソヌクレアーゼはDNAの末端から分解する作用を有し，一方，エンドヌクレアーゼはDNAをランダムに分解する．プラスミドのような環状DNAは末端をもたないので，エキソヌクレアーゼでは分解されにくい．そこで末端をもたないダンベル型構造のCpG ODNが開発された．このCpG ODNは，CpGをヘアピンループに含むように設計されている（図2.9）．これをアレルギー患者から採取した末梢血単核球に作用させるとIgEのレベルが顕著に減少する一方で，IgA，IgM，およびIgG/IgG2のレベルは増加する．この作用は，両末端をホスホロチオエート化した30塩基からなる直線状のCpG ODNとほぼ同等である．

ホスホジエステル骨格でできている30塩基程度の一本鎖ODNを塩基間の水素結合で3分子結合させたY型ODNは，CpGがなくてもIL-6やTNF-αなどの炎症性サイトカインを誘導する．Y型ODNは直線状の一本鎖ODNに比べて細胞への

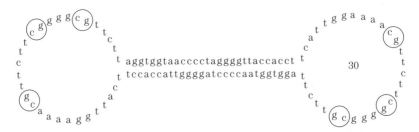

図 2.9 ダンベル型構造をもつ CpG DNA
(Schmidt et al.：Allergy, **61**, pp.56-63（2006）より転載)

取込み効率は向上するが，DNase に対する耐性はない。この Y 型 ODN を連結させ，デンドリマー様の構造にすると DNase に耐性となる（**図 2.10**）。CpG を含まないデンドリマー様構造でもマウスのマクロファージから炎症性サイトカインを誘導するが，最外殻の Y 型 ODN に CpG モチーフを含めると炎症性サイトカインの誘導量はさらに増加する。これは，CpG を含まないデンドリマー様構造は細胞質 DNA 受容体によって認識され，CpG を含めることで TLR9 によっても認識されることに起因すると考えられる。Y 型 ODN は，CpG を含まなくてもそれ自身で炎症性サイトカインを誘導する。

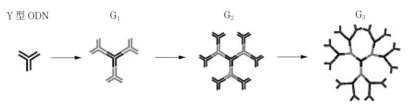

図 2.10 Y 型 ODN の連結によるデンドリマー様構造
(Rattanakiat et al.：Biomaterials, **30**, pp.5701-5706（2009）より一部改変して転載)

Y 型 ODN と同様に，4 本の一本鎖 ODN から X 型 DNA（テトラポッド DNA ともいう），6 本の 1 本鎖 ODN からヘキサポッド DNA を，8 本の一本鎖 ODN からオクタポッド DNA を形成することができる（**図 2.11**）。このような CpG ODN の多量体化が複雑になるほどマウスのマクロファージからの炎症性サイトカインの誘導量は増加する。ODN を多量体化することによって細胞への取込み効率が向上するが，炎症性サイトカインの誘導量の増加が，細胞への取込み効率が向上したためである

2.3 アジュバント 59

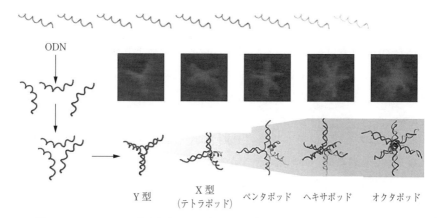

図 2.11 CpG ODN の自己会合による多量体化（写真は原子力顕微鏡による観察）
(Mohri et al.：ACS Nano, **6**, pp.5931-5940（2012）より一部改変して転載)

のか，あるいは多量体化することによって TLR9 あるいは細胞質 DNA センサー受容体との相互作用に影響を及ぼしたためなのか，は明らかとなっていない。

4分子の一本鎖 ODN で四面体構造の辺を形成させ，それぞれの頂点から CpG を含む一本鎖 ODN を突出させた DNA（**図 2.12**）も，マウスのマクロファージから炎症性サイトカインを誘導する。四面体構造の一つの頂点のみから CpG ODN が突出しているよりも，四つのすべての頂点から CpG ODN が突出しているほうが炎症性サイトカインの誘導量は高い。これは，炎症性サイトカインの誘導が CpG の数に依存しているためと考えられる。

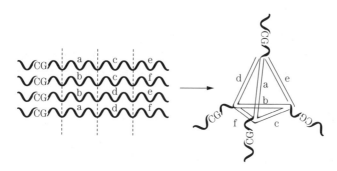

a-f のアルファベットは同じ塩基配列を表す。4 本の ODN の同じ塩基配列の領域が二本鎖を形成すると四面体構造ができる

図 2.12 CpG ODN の自己会合による四面体構造
(Li et al.：ACS Nano, **5**, pp.8783-8789（2011）より一部改変して転載)

ホスホジエステル骨格の CpG ODN の複雑な多量体化によって炎症性サイトカインが誘導されるが，I 型インターフェロンが誘導されるという報告はない．クラス A の CpG ODN はパリンドローム配列と poly-G 配列により多量体化し，高次構造を形成することによって I 型インターフェロンを誘導する．このことから，I 型インターフェロン誘導のためには，CpG ODN の多量体化のみでは不十分であることがわかる．

上記したホスホジエステル骨格の CpG DNA は多量体化することで DNase に耐性となり，さらに細胞への取込み効率が向上する．しかしながら，多量体を形成するためには多くの一本鎖 ODN が必要であり，さらに複数の一本鎖 ODN から水素結合によって多量体を形成させるプロセスも必要となる．そこで，TLR9 を活性化させる能力を有するホスホジエステル骨格の一本鎖 CpG ODN が開発された．クラス B のプロトタイプとして知られている CpG ODN2006 はホスホロチオエート骨格でできた 24 塩基の ODN で，三つの CpG モチーフを含んでいる．この 24 塩基の CpG ODN をホスホジエステル骨格で合成すると TLR9 を活性する能力はほとんど消失する．しかしながら，ホスホジエステル骨格の 24 塩基の CpG ODN を二つなげて 48 塩基の CpG ODN とすると，TLR9 を介して NFκB を活性化することができる．ホスホジエステル骨格の 24 塩基の CpG ODN を三つつなげて 72 塩基の CpG ODN とすると NFκB の活性化能はさらに高くなる．ホスホジエステル骨格の 24 塩基および 72 塩基の CpG ODN を血清中に入れると，24 塩基の CpG ODN は数時間で分解されてしまうのに対し，72 塩基の CpG ODN は 24 時間後においても分解されない．すなわち，ホスホジエステル骨格の ODN では，塩基数を増やせば DNase によって分解されにくくなる．この 72 塩基のホスホジエステル骨格の CpG ODN をヒトの末梢血単核球に作用させると，クラス B の CpG ODN と同様に炎症性サイトカインのみを誘導し，I 型インターフェロンは誘導しない．72 塩基のホスホジエステル骨格の CpG ODN によるヒトの末梢血単核球からの炎症性サイトカインの誘導量は，ホスホロチオエート骨格の CpG ODN に比べて約 2 分の 1 程度であるが，TLR9 の活性化能は同程度である．すなわち，炎症性サイトカイン誘導量の差は，TLR9 の活性化能によるものではなく，細胞への取込み効率の違いであると考えられる．

クラス B の 24 塩基 CpG ODN2006 の骨格をホスホジエステル骨格に換えると TLR9 を活性化する能力を失ってしまうが，この 24 塩基のホスホジエステル骨

のCpG ODNの3'末端をビオチンなどの化合物で修飾するとTLR9を活性化するようになる．しかし，5'末端を修飾してもTLR9を活性化しない．血清中のDNaseはエキソ型ヌクレアーゼであるためDNAを末端から分解する．3'末端を修飾することによってTLR9の活性化が見られたのは，エキソ型ヌクレアーゼが3'末端からDNAを分解することを示している．

　クラスBの20塩基のCpG ODNの骨格をホスホジエステル骨格に換え，さらに3'末端に24塩基のホスホジエステル骨格のploy-Gを付加すると，TLR9を介したI型インターフェロンが誘導できる．Poly-G配列の付加によってDNaseに耐性になるとともに，4分子のCpG ODNがG-tetradを形成し多量体化するため，クラスAの多量体化したCpG ODNと同様な効果を得られたと考えられる．また，poly-Gの付加によって多量体化したホスホジエステル骨格のODNは，CpGを含まなくてもTLR9を介してI型インターフェロンが誘導される．

2.4　ワクチン

2.4.1　ガンワクチン

　ガンワクチン（cancer vaccine）は，細胞傷害性T細胞を利用したガンの治療である．ガン細胞に特異的に発現しているタンパク質の分解物であるペプチド抗原を投与すると，樹状細胞はこの抗原を取り込んでMHCクラスIに結合させて提示する．ヒトではHMCのことを**HLA**（human leukocyte antigen）と呼ぶ．すなわち，樹状細胞はHLAとガンのペプチド抗原の複合体を細胞表面において提示する．この複合体と$CD4^-CD8^+$ナイーブT細胞が相互作用すると，$CD4^-CD8^+$ナイーブT細胞はガンペプチド抗原特異的な細胞傷害性T細胞に分化する．この細胞傷害性T細胞が，ガンのペプチド抗原の基になったタンパク質が発現している細胞を見つけると，その細胞と相互作用することによってアポトーシスを誘導する．

　ガンワクチンの開発において問題となるのは抗原であるペプチドとHLAの組合せである．樹状細胞はHLAとペプチド抗原を結合した複合体を細胞表面で提示する．しかし，HLAは個人によって異なっている．HLAが個人で異なることによって，ある人のHLAはペプチド抗原と結合できるが，別の人のHLAは同じペプチド抗原を結合できないということが起こる（**図2.13**）．ガンに特異的に発現しているタンパク質を見出しても，そのタンパク質のどの部分をペプチド抗原として使うか

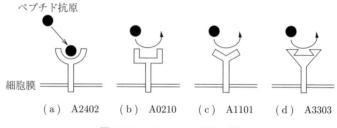

図 2.13 ヒトの HLA 分子の型

が開発のポイントとなる。HLA は個人で異なっているが，日本人の場合，類似性によって大きく四つのタイプに分けることができる。さらに，その中の二つのタイプが 70〜80% を占めているといわれている。したがって，日本では，これら二つのタイプの HLA を中心にガンワクチンの開発が進められている。

ガンワクチンのための抗原として **WT1 ペプチド**（WT1 peptide）が開発されている。WT1 ペプチドは，WT1（Wilms' tumor gene 1）にコードされた Zn フィンガー型の転写因子の分解物である。正常組織では，精巣，卵巣，子宮，腎臓などに存在するが，ほぼすべてのガン細胞で高発現している。ガンワクチンは，アジュバントと混合して皮下注射される。

2.4.2 ガンの予防ワクチン

ガンワクチンは，ガン細胞に特異的なタンパク質に対するペプチド抗原であり，ガンの治療を目的としている。一方，ガンの予防ワクチンは，ウイルスが原因のガンに対する予防を目的としている。現在，最も普及しているガンの予防ワクチンは子宮頸ガンの予防ワクチンである。

子宮頸ガンの原因は，**ヒトパピローマウイルス**（human papillomavirus, **HPV**）である。このウイルスは，直径 50〜55 nm の正十二面体粒子で，約 8 000 bp の環状 dsDNA をもっている。このウイルスは粘膜の小さな傷から侵入し，基底細胞に感染する。HPV は，基底細胞の核内で DNA を複製するがタンパク質を発現しないため，潜伏状態となっている。また，このウイルスは血中に侵入しない。したがって，免疫細胞に発見されることなく長期間存在している。HPV は，DNA の塩基配列の類似性から多くのタイプに分類されているが，子宮頸ガンの多くには 16 型，18 型，33 型，あるいは 58 型が関与している。これらのタイプは高リスク型と呼ば

れている。

　HPVは，DNAを複製させるがタンパク質の発現は起こりにくいので，ワクチンがつくりにくかった。しかし，昆虫細胞や酵母を使って，遺伝子組換えによりHPVのウイルス様粒子（virus-like particle，VLP）をつくる技術が開発された。VLPは，ウイルスの遺伝子を含まない外殻のみの空の粒子であるので感染性がない安全なワクチンである。このワクチンを投与することにより血中に中和抗体が産生され，子宮頸ガンを効率的に予防できるという結果が出ている。HPVワクチンもアジュバントとともに投与される。現在，HPVワクチンのアジュバントとしてアラム単独，あるいはアラムとTLR4のリガンドであるMPLの混合物が使われている。ただし，発熱や腫れなどの軽度の副作用に加え，このワクチンが原因と思われる持続的な痛みなどの重篤な副作用も報告されている。

2.4.3　DNAワクチン

　インフルエンザのワクチンを製造するためにはウイルスを培養しなければならない。これに対して**DNAワクチン**（DNA vaccine）は，接種した体内の細胞で抗原を生産させる。抗原はペプチドであるので，抗原となるペプチドをコードする遺伝子を組み込んだプラスミドベクターあるいはアデノウイルスベクター（4.2節参照）を構築する。これらのベクターを接種すると細胞に取り込まれ，細胞内で合成された抗原ペプチドにより免疫応答を誘導することができる（図2.14）。従来のワクチンは，製造に数箇月かかり，さらに輸送や保管のためには冷蔵あるいは冷凍設備が必要である。ベクター構築は短時間で調製することができ，またDNAは室温で安定であるので輸送および保管のための設備も特に必要としない。このような利点のために，DNAワクチンには大きな期待が寄せられている。

　しかしながら，プラスミドベクターもアデノウイルスベクターも，HIVをターゲットとした初期の臨床試験ではよい結果を得ることができなかった。HIVはCD4を受容体として認識するので，ヘルパーT細胞にのみ感染する。HIVの感染によってヘルパーT細胞の数が減少すると免疫不全となる。HIVの5種類のタンパク質の遺伝子を一つずつ組み込んだプラスミドベクターを被験者に接種しても，HIVに対する強い免疫反応を誘導することができない。その主な原因は，プラスミドベクターからのペプチドの発現効率の低さ，およびプラスミドベクターの細胞への取込み効率の低さにあると考えられた。そこで，これらの問題を解決するためのプラス

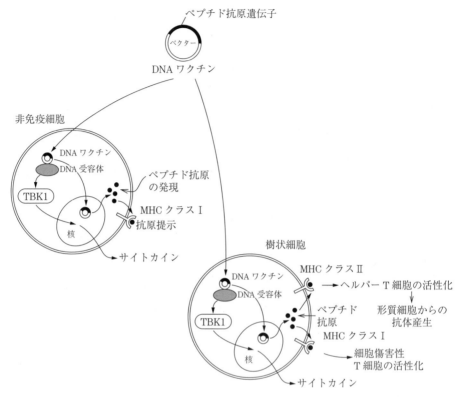

図 2.14　DNA ワクチンの作用

ミドベクターの改良に関する研究が行われている．その一つは，コドンの最適化である．ペプチドやタンパク質はアミノ酸がペプチド結合したポリマーであるが，アミノ酸は遺伝子上の三つの塩基の配列の組合せによってコードされている．アミノ酸をコードする三つの塩基の組合せをコドンという．例えば，グリシンというアミノ酸は，GGA，GGC，GGG，GGT の四つのコドンによってコードされている．どのコドンが使われているかは生物種によって異なっている．細菌ではグリシンのコドンとして GGT が多く使われているが，ヒトでは GGT の使用頻度は低く，その代わり GGC が多く使われている．したがって，抗原ペプチドのグリシンをコードするコドンを GGT から GGC とすることで，ヒトの細胞中で抗原ペプチドをつくりやすくすることができる．細胞がつくるタンパク質は，細胞質タンパク質以外にも分泌タンパク質や膜タンパク質があるが，これらのタンパク質にはタンパク質を細胞

外に分泌させたり，あるいは細胞膜に局在させたりする情報が含まれている．細胞外に分泌させるための情報を抗原ペプチドにつけておけば，抗原ペプチドは細胞外に分泌される．細胞内で分解されて細胞表面に提示された抗原によって適応免疫を誘導するとともに，細胞外に分泌された抗原ペプチドによって，さらに免疫細胞の増殖や分化を増強することができる．

HIVのタンパク質を一つ組み込んだアデノウイルスベクターは，プラスミドベクターに比べて強い免疫応答を誘導できる．しかし，このDNAワクチンを接種された人はHIVに感染しやくなるという統計的な解析結果が示されている．この原因はわかっていない．アデノウイルスは一般的な風邪のウイルスであるので，このウイルスに対する免疫をもっている人は，アデノウイルスベクターを攻撃してしまい，DNAワクチンが効果を発揮しにくくなることも考えられる．

DNAワクチンの細胞への取込み効率を上げるためのさまざまな方法も開発されている．皮膚に塗布したDNAワクチンを高圧ガスで強制的に細胞内に導入する機器や，高圧の電気パルスにより細胞に小さな孔をあける**エレクトロポレーション**（elecroporation）によって，注射で接種するよりも効率的にDNAワクチンを細胞内に導入することができる．

2.4.4 DNAワクチンのアジュバント効果

カチオン性リポソーム（5.4節 参照）をDNAワクチンのアジュバントとして用いることによって，インフルエンザウイルス抗原に対する抗体生産を数百倍に向上することができることが報告されている．プラスミドベクターは細菌に由来するので，その塩基配列の中にはCpGが含まれている．すなわち，プラスミドベクターそのものがアジュバントとして作用すると考えられる．実際に，細菌のプラスミドDNAは樹状細胞に取り込まれるとⅠ型インターフェロンを誘導する．従来，抗原提示細胞に取り込まれたDNAワクチンが，プラスミドベクターに組み込まれた抗原ペプチドを提示し，さらにプラスミドベクターのDNAに含まれるCpGがTLR9と相互作用することによってアジュバントとして作用すると考えられていた．しかしながら，TLR9を欠損したマウスにおいてもDNAワクチンの効果が表れることから，TLR9はDNAワクチンのアジュバント効果に関与していないことが判明した．DNAワクチンのアジュバント効果は，TBK1を欠損したマウスでは消失するので，DNAワクチンの作用にはTBK1が重要な役割を担っていると考えられる．

しかしながら，どの DNA 受容体が DNA ワクチンのプラスミドベクターを認識するのかは現在までわかっていない．

2.4.5 RNA ワクチン

プラスミドベクターやアデノウイルスベクターは，細胞に取り込まれると核内に入り，タンパク質を産生するための転写および翻訳機構が働く．したがって，核内に取り込まれたベクターが宿主(しゅくしゅ)のゲノム DNA と遺伝的な組換えを起こすリスクを伴っている．**センダイウイルスベクター**（Sendai virus vector）は，核内に入らずに細胞質にとどまっている性質をもっているため，宿主のゲノム DNA に組み込まれるリスクを伴わない．センダイウイルスは，ゲノムとして RNA をもつ直径 150〜250 nm のエンベロープウイルス（4.1 節 参照）である．このウイルスは，マウスの呼吸器病ウイルスでヒトへの病原性は報告されていない．センダイウイルスの RNA ゲノムには六つの遺伝子がコードされている．これら六つの遺伝子は，ウイルスの出芽に必要な N タンパク質，RNA ポリメラーゼ小サブユニット，マトリックスタンパク質，膜融合タンパク質，ノイラミニターゼ，RNA ポリメラーゼ大サブユニットである．これらの遺伝子を欠損させることでベクターとしての安全性をさらに向上させることができる．また，センダイウイルスは気道や鼻腔上皮から感染するため，経鼻投与できる．

宿主細胞に感染するために必要な膜融合タンパク質の遺伝子を欠失させたセンダイウイルスベクターに HIV の構造タンパク質をコードしている Gag 遺伝子（4.4 節 参照）を組み込んだワクチンは，DNA ワクチン初回投与後の追加ワクチンとして有効であることが示されている．HIV の治療では，抗体産生よりも細胞傷害性 T 細胞の活性化が有効であるが，センダイウイルスベクターを用いた RNA ワクチンは，細胞傷害性 T 細胞を活性化し，それによって HIV に感染したヘルパー T 細胞が減少することが報告されている．

アルツハイマー病治療のためのセンダイウイルスの RNA ワクチンの開発も行われている．アルツハイマーは，**アミロイドβ**（amyloid β）の凝集および沈着による老人斑の形成が原因であると考えられている．合成アミロイドβをアジュバントとともに投与すると抗アミロイドβ抗体が誘導されることにより，アミロイドの沈着が阻害され脳機能が改善することが報告されている．しかし，髄膜脳炎を発症するリスクがあることがわかり，副作用のないアルツハイマー病のワクチン開発が望

まれている。抗アミロイドβ抗体を直接投与すると髄膜脳炎の副作用は抑制できるが，大量の抗体を長期間にわたって投与することによる副作用の懸念も生じる。センダイウイルスベクターにアミロイドβペプチド遺伝子を組み込んだRNAワクチンは，変異型アミロイド前駆体タンパク質を発現するモデルマウスの実験において，アミロイドβの凝集および沈着が阻害されたことによって老人斑が減少し，髄膜脳炎の副作用も観察されてないという結果が報告されている。

2.5 その他の核酸医薬

2.5.1 アンチセンスおよび siRNA

CpG ODN，poly(I:C)，あるいは DNA ワクチンや RNA ワクチンは核酸であるため，これらを総称して**核酸医薬**（nucleic acid drug）という。これらの核酸医薬は免疫を活性化するが，免疫反応や炎症反応を抑制する核酸医薬の開発も行われている。**アンチセンス DNA**（antisense DNA）あるいは**アンチセンス RNA**（antisense RNA），**siRNA**（small interfering RNA），**microRNA**，およびデコイ DNA は，免疫反応や炎症反応に関与する遺伝子の発現を抑制する。アンチセンスは，標的タンパク質の mRNA の塩基配列（センス配列）に相補的な塩基配列（アンチセンス配列）に結合する DNA あるいは RNA で，アンチセンスが mRNA に結合することによってタンパク質への翻訳を阻害する（**図 2.15**）。サイトメガロウイルス（CMV）の RNA を標的としたアンチセンスが CMV 性網膜炎の治療薬として用いられている。

siRNA は，dsRNA が Dicer というエンドヌクレアーゼによって切り出された 21〜23 塩基の dsRNA である。siRNA のアンチセンス鎖はタンパク質と結合し RISC（RNA-induced silencing complex）と呼ばれる siRNA-タンパク質複合体構造を形成した後，siRNA と相補的な配列をもつ mRNA と対合し，その mRNA を分解する（**図 2.16**）。この分解により mRNA からタンパク質への翻訳ができなくなる。

アンチセンスおよび siRNA は，最もよく研究されている核酸医薬であり，臨床開発後期の段階にあるものも多い。しかしながら，イムノセラピーのためのアンチセンスあるいは siRNA はあまり多くはない。核酸医薬は核酸合成装置により容易に合成でき，さらに規格化が容易であり，またコスト的にも優れているため，今後，イムノセラピーのためのアンチセンスや siRNA も開発される可能性が高いと考えられる。

2. イムノセラピーの戦略

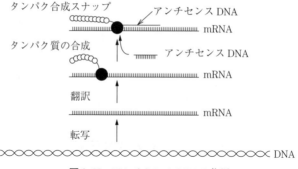

図 2.15 アンチセンス DNA の作用

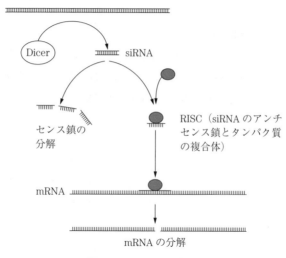

図 2.16 siRNA の作用

2.5.2 MicroRNA

miRNA（microRNA）は 18～25 塩基からなる ssRNA で，標的遺伝子の発現を転写レベルで抑制する。一般に，miRNA は遺伝子領域のイントロン内に存在し，長い ssRNA として転写された後，RNA 合成酵素によって数百～数千塩基長の **pri-miRNA**（primary miRNA）として切り出される（**図 2.17**）。pri-miRNA は複数のステムループ構造を形成するが，その構造の根元の部分を Drosha という酵素が切断し，miRNA の前駆体（pre-miRNA）となる。pre-miRNA は，Exportin-5 とい

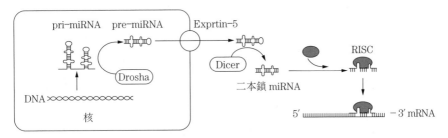

図 2.17　miRNA の作用

う核外輸送タンパク質によって核内から細胞質に運ばれ，Dicer と TRBP という補因子の複合体によって pre-miRNA の両端が切断される。この切断によって 22 塩基対程度の短い二本鎖 miRNA となる。この二本鎖 miRNA は，それぞれの鎖が分離し，片鎖のみが一本鎖 miRNA となる。もう片方の鎖は分解される。このような過程を経て形成された miRNA は，RISC と Argonaute タンパク質の複合体に取り込まれ，標的遺伝子から転写された mRNA の 3′ 非翻訳領域の相補的配列に結合することによってタンパク質合成を抑制する。

　miRNA の 5′ 末端の 2 番目の塩基から 8 番目の 7 塩基はシード配列と呼ばれる。miRNA が標的遺伝子の発現を抑制するためには，このシード配列が標的遺伝子から転写された mRNA の 3′ 非翻訳領域の塩基配列と完全に一致する必要がある。これは，シード配列が完全一致していればそれより下流の配列は一致していなくてもよいことを意味している。このような miRNA の結合特性により，一つの miRNA で多くの遺伝子の発現を抑制することができる。一つの miRNA は平均して 200 遺伝子の mRNA を標的にしていると考えられている。

　このような作用を有する miRNA は，多くの疾患に関与していることが明らかとなり，核酸医薬としての応用が進められている。特定の miRNA が増加することで標的遺伝子からのタンパク質生成が抑制されること，逆に特定の miRNA が減少することで通常は生成が抑制されているタンパク質の量が相対的に増えることが，さまざまな疾患の原因となる場合がある。免疫疾患においても miRNA が関与することが報告されている。関節性リウマチや全身性エリテマトーデスは，炎症性サイトカインやインターフェロンの過剰な誘導を伴う自己免疫疾患として知られている。関節リウマチの患者の末梢血単核球や関節滑膜由来線維芽細胞では，それぞれ miR-146 と miR-155 という miRNA が増加している。miR-146 は，TNF-α の刺激で

NFκBを介して発現が誘導され，IRAK1などをターゲットとして炎症反応を抑制する働きがあると考えられている．また，miR-124aというmiRNAはリウマチ患者では発現が減少している．このmiRNAの発現低下が炎症性サイトカインの誘導に関与している可能性も指摘されている．miR-146はⅠ型インターフェロンやTLR4も標的とするが，全身性エリテマトーデス患者では，このmiRNAが減少しているので，Ⅰ型インターフェロンが過剰に誘導され，それが病態悪化の原因となっていることが指摘されている．また，全身性エリテマトーデス患者ではDNAメチル化酵素の発現を抑制するmiR-126が増加している．このmiRNAが増加するとCD11aやCD70遺伝子のメチル化が抑制され，それによって遺伝子発現が活性化しT細胞やB細胞が活性化する可能性も示唆されている．

miRNAの減少が疾患と結び付いている場合には，このmiRNAを核酸医薬として補充するという戦略が考えられる．miRNAは，もともと細胞内にあるので安全性は高いと考えられる．miRNAの増加が疾患と結び付いている場合には，一般的にこのmiRNAのアンチセンスODNの合成という戦略がとられる．

2.5.3 デコイ DNA

IL-1, IL-6, IL-8, IL-12, およびIFN-γ, TNF-αなどの炎症性サイトカインは，免疫反応を誘導する重要なサイトカインであるが，一方で，免疫反応に伴う痛みや腫れ，発熱などの原因ともなる．この免疫反応に伴うさまざまな不快な症状が炎症である．アレルギー疾患や自己免疫疾患において，これらの炎症性サイトカインの誘導を抑制できれば症状を改善することができる．

炎症性サイトカインの遺伝子発現にはNFκBが転写因子として関与している．すなわち，NFκBが，これら炎症性サイトカインをコードしている遺伝子のプロモーター領域に結合することが引き金となって遺伝子が発現する．したがって，NFκBのプロモーターへの結合を阻害してやれば，炎症性サイトカインの誘導を止めることができる．

NFκBは，プロモーター領域の特定の塩基配列を認識して結合する．**デコイ DNA**（decoy DNA）は，NFκBが認識して結合するプロモーター領域の塩基配列

を含む dsDNA である。デコイ DNA を細胞に取り込ませると，NFκB がデコイ DNA に結合することによって，炎症性サイトカイン遺伝子のプロモーター領域への結合を阻害する（**図 2.18**）。その結果，炎症性サイトカインの誘導を抑制することができる。

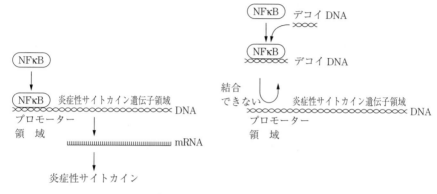

図 2.18 デコイ DNA の作用

アトピー性皮膚炎では皮膚が炎症を起こし赤く角質化する。これは炎症性サイトカインによって引き起こされる症状である。この症状の改善にはステロイド製剤が使われることが多い。しかしながら，ステロイド製剤は長期の使用により副作用が問題になることが少なくない。アトピー性皮膚炎の場合，皮膚から薬剤を吸収させることが望ましく，ステロイド製剤は軟膏として塗布される。NFκB のデコイ DNA は，アトピー性皮膚炎の改善薬として有望であるが，いかに皮膚から作用させるかが問題となる。

皮膚は外界の環境と接しているためバリア機能が高い。皮膚のバリア機能は，主に角質とタイトジャンクションにより担われている。角質は皮膚の最も外側の組織であり，かたく強固である。細胞と細胞の間にはわずかな隙間があり，その隙間を通して物質が移動することができるが，皮膚の細胞と細胞の結合はタイトジャンクションによって隙間がなくなっている。そのため 1 000 以上の分子量をもつ物質は皮膚から吸収されるのが困難になっている。NFκB のデコイ DNA は，分子量が 10 000 以上であるため皮膚から吸収されない。しかしながら，顔の皮膚はこのバリ

ア機能が比較的ゆるいこと，さらにアトピー性皮膚炎のように炎症を起こしている場合は，皮膚に傷がありバリア機能が部分的に崩壊していることから，顔面におけるアトピー性皮膚炎に対してNFκBのデコイDNAが適用できるかどうかの試験が行われた．その結果，NFκBのデコイDNA軟膏は顕著な炎症抑制効果を示し，アトピー性皮膚炎の改善薬として有効であることが示唆されている．また，デコイDNAによってアトピー性皮膚炎の症状が改善されることによって，皮膚の傷が少なくなるので，デコイDNAの皮膚からの吸収効率は低下する．すなわち，症状が改善するとデコイDNAは吸収されにくくなるので，その後，塗布し続けても副作用を引き起こす可能性は低いと思われる．しかしながら，顔以外の皮膚への適用では十分な効果が得られておらず，NFκBのデコイDNAが広く適用されるためには皮膚からの吸収技術が重要であると考えられる．

　皮膚以外の組織にNFκBのデコイDNAを応用する場合には，DNaseによる分解が問題となる．これはデコイDNAに限らず，あらゆる核酸医薬の生体への応用に対する課題である．CpG ODNではDNaseに耐性とするためにホスホロチオエート化された分子が臨床試験で用いられている．しかし，ホスホロチオエート化されたDNAは，タンパク質の非特異的吸着による副作用が懸念されている．NFκBのデコイDNAでは，核酸アナログが合成されている．**BNA**（bridged nucleic acid）は，DNAのデオキシリボースの立体的なゆらぎの自由度を架橋構造によって制限した人工核酸である（**図2.19**）．BNAは，ホスホロチオエート化されたDNAと同様にDNaseに対して耐性であるばかりでなく，ssDNAと強固に結合するため，DNAと

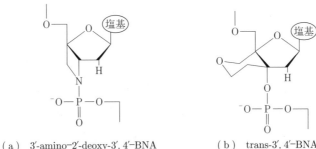

図2.19　BNAの化学構造

BNAのハイブリッドはゆらぎの少ない安定した二本鎖構造となる。

2.6 ヒト化抗ヒトIgEマウスIgG抗体

くしゃみや鼻水などの花粉症アレルギー症状は，IgEがマスト細胞のIgE受容体に結合し，さらにアレルゲンが結合することが引き金になる．このような状態になったマスト細胞はヒスタミンやロイコトリエンを含んだ顆粒を放出し，これらが知覚神経を構成する細胞を刺激することによりアレルギー症状を引き起こす．現在使用されている花粉症の治療薬の多くは，抗ヒスタミン剤で，これは細胞上のヒスタミン受容体に結合し，マスト細胞からヒスタミンが放出されても，ヒスタミンがヒスタミン受容体に結合することを阻害する作用を有している．他の治療戦略として，アレルギー症状の原因となるIgEがマスト細胞表面のIgE受容体に結合することを阻害することが考えられる．すなわち，血液中を循環しているIgEに結合する分子があれば，この分子がIgEに結合することで，IgEはもはやマスト細胞上のIgE受容体と結合できなくなる．IgEに結合する分子としてIgEの抗体が開発されている．アレルギー患者のIgEをマウスに注射すると，このIgEはヒトのタンパク質なのでマウスにとっては異物であり，ヒトのIgEに対する抗体がつくられる．すなわち，マウスがつくり出す抗体は，抗ヒトIgEマウスIgGである．これをヒトに注射すればIgEと結合し，IgEがマスト細胞のIgE受容体と結合できなくなる．しかし，抗ヒトIgEマウスIgGをそのままヒトに注射すると，ヒトはマウスによってつくられたIgGを異物とみなして，このマウスIgGの抗体をつくってしまう．そこで，マウスでつくられたヒトIgEのマウスIgGを改良して，ヒトのIgGに近い構造にしたものが開発された．これを，ヒト化抗ヒトIgEマウスIgG抗体という．ヒトはこのIgGを異物とはみなさないため，抗体がつくられることはない．このような薬は，**抗体医薬**と呼ばれ，すでに使用されているが，抗ヒスタミン剤に比べて高価であるという問題がある．

抗体と同じようにタンパク質に結合する15～60塩基のssDNAあるいはssRNAを**アプタマー**という．アプタマーは核酸が立体構造をとり，その立体構造により特

定のタンパク質に強固に結合することによってタンパク質の機能を阻害する。抗体よりもタンパク質への特異的結合性が強く,また合成が容易であるため,抗体に代わる医薬として期待されている。IgE あるいは IgE 受容体のアプタマーが開発できれば,ヒト化抗ヒト IgE マウス IgG 抗体と同じような作用を得ることができると考えられる。

第 2 部
イムノセラピーのための
ナノキャリア

　現在使われている薬剤の多くは低分子化合物であるが，イムノセラピーではDNAやRNAなどの核酸，抗原としてのタンパク質あるいはペプチドを利用する。核酸やタンパク質は，低分子化合物の薬剤に比べて分子量がはるかに大きい。細胞は大きな分子量の物質を容易に取り込むことができない。さらに核酸やタンパク質は生体成分であり，われわれはこれらの生体成分を分解する酵素を有している。すなわち，DNAはDNaseによって，RNAはRNaseによって，さらにタンパク質は多くのプロテアーゼやペプチダーゼによって分解される。また，核酸やタンパク質を血中に投与すると，数時間後にはほとんどの核酸やタンパク質が尿から体外に排出されてしまう。これらは，イムノセラピーのための核酸医薬やタンパク質医薬，あるいはペプチド医薬をそのまま体内に投与しても目的とする効果がほとんど望めないことを意味している。このような問題をナノテクノロジーによって解決し，イムノセラピーのための核酸医薬やタンパク質・ペプチド医薬の本来の作用を最大限に引き出そうというのが，ナノイムノセラピーである。第2部では，イムノセラピーの戦略を実行するための手段としてのナノキャリアについて概説する。

3 ナノイムノセラピーの基本概念

3.1 ドラッグデリバリーシステムの概念

　イムノセラピーのための核酸医薬やタンパク質・ペプチド医薬のキャリア粒子開発における基本概念は，これらの薬剤の効果を最大限に発揮させることである。核酸医薬やタンパク質・ペプチド医薬は，生体内の分解酵素で容易に分解してしまう。したがって，キャリア粒子は，これらの医薬を酵素による分解から保護する役割が求められる。また，血流に乗って体内を循環している核酸医薬やタンパク質・ペプチド医薬は，体内での滞留時間が短い。したがって，キャリア粒子にはこれらの医薬の血中での滞留時間を延長する性能も必要である。

　薬剤は，必要な場所で，必要なときに，必要な量だけ作用することが望ましい。これは，遺伝子の発現とよく似ている。遺伝子は，必要な場所で，必要なときに，必要な量だけ発現することで生命の秩序と恒常性を維持している。われわれは一つの受精卵から，発生過程においてさまざまな臓器がつくり出す。この発生過程では，必要な場所で，必要なときに，必要な量だけ特定の遺伝子が発現することによって，個々の臓器が秩序をもって形成される。さらに，各臓器は，必要な場所で，必要なときに，必要な量だけ特定の遺伝子が発現することによって，機能が発揮され恒常性が維持される。薬剤も，必要な場所で，必要なときに，必要な量だけ作用すれば，生命の秩序と恒常性を維持しながら，その薬剤の効果を発揮することができる。薬剤が，必要な場所で，必要なときに，必要な量だけ作用することができないと，それが副作用となる。この必要な場所で，必要なときに，必要な量だけ作用させる，ということをキャリア粒子などによって達成しようというのが，**ドラッグデリバリーシステム**（drug delivery system，**DDS**）である。

3.2 イムノセラピーのためのドラッグデリバリーシステム

　抗ガン剤は多くの場合副作用を伴う。この副作用は，抗ガン剤がガン細胞のみならず正常な細胞も攻撃してしまうために起こる。すなわち，抗ガン剤が必要な場所以外でその作用を発揮するために副作用が起こる。抗ガン剤をガン組織あるいはガン細胞のみに作用させることができれば副作用は軽減される。薬剤を必要な組織や細胞（場所）にのみ送達することを**ターゲッティング**（targeting）という。抗原タンパク質あるいは抗原ペプチドを用いて抗体生産量を増強するイムノセラピーでは，これらの抗原を抗原提示細胞に送達しなければならない。すなわち，抗原タンパク質あるいは抗原ペプチドのターゲットは抗原提示細胞となる。さらに，イムノセラピーのための薬剤では，従来の低分子薬剤と異なり，**細胞内ターゲッティング**（intracellular targeting）が求められる。

　一般に薬剤は疾患が治癒するまで持続的に投与する必要がある。1日3回飲むように処方された薬剤では，1回分の薬剤の効果は8時間しか持続しない。すなわち，その薬剤の「必要なとき」は，8時間ごとである。1回投与しただけで，その薬剤が自ら8時間ごとに効果を発揮してくれたら薬の飲み忘れの心配はしなくてよい。キャリア粒子に薬剤を搭載して，その薬剤が必要なときにキャリア粒子から放出されるシステムを構築できれば，これが可能となる。

　1日に3回飲む薬剤は，1度に3回分全部を飲むことはできない。これは薬剤としての必要な量を超えてしまうからである。必要な量を超えて接種すると副作用の原因となる。すなわち，薬剤は必要な量だけ作用させなけらばならない。キャリア粒子に薬剤を搭載して投与することによって，そのキャリアから少しずつ薬剤が持続的に放出されれば，1回の投与で必要な量を超えることなく持続的に効果を維持することができる。特に，毎日注射で薬剤が投与される場合，1回の投与で効果が持続すれば注射の苦痛からも解放されることになる。

　イムノセラピーでは，薬剤の酵素分解からの保護，体内での滞留時間の延長，そして，必要な場所で，必要なときに，必要な量だけ作用させることが求められる。これらの要求には核酸医薬やタンパク質・ペプチド医薬を単独で投与しても応えることはできない。ナノイムノセラピーの最終的なゴールは，ナノマテリアルをキャリアとして用いることによってこれらの要求を満足させ，核酸医薬やタンパク質・

ペプチド医薬の効果を最大限に発揮させることにある。すなわち，ナノマテリアルによって，イムノセラピーのためのドラッグデリバリーシステムを構築することである。

ナノキャリアとしてのマテリアルは，大きく有機材料と無機材料に分けられる。有機材料には合成高分子や生体高分子などが含まれる。無機材料には，金属，セラミックス，半導体などが含まれる。また，有機・無機の複合材料もある。すなわち，ナノイムノセラピーは，薬剤の酵素分解からの保護，体内での滞留時間の延長，そして，必要な場所で，必要なときに，必要な量だけ作用させるという横糸を，ナノマテリアルという縦糸で結んでいく領域であるといえる（**図3.1**）。ナノマテリアルは，その物理化学的性質によりそれぞれの特徴があり，それらの特徴は，どのような横糸，つまりどのような要求を満足させることができるのかに大きく影響する。

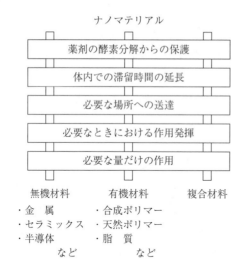

図3.1 ナノイムノセラピーのためのドラッグデリバリーシステムの概念

3.3　キャリア粒子の受動的性質

ナノイムノセラピーでは，核酸医薬およびタンパク質・ペプチド医薬の作用を最大限に発揮させるナノマテリアルが求められる。核酸医薬はDNA医薬とRNA医薬に分けることができる。イムノセラピーのためのDNA医薬にはCpG DNA，dsDNA，DNAワクチン，およびデコイDNAなどがあり，RNA医薬にはsiRNAや

miRNAを含むssRNAおよびdsRNAがある．また，イムノセラピーのためのタンパク質・ペプチド医薬には抗原タンパク質，抗原ペプチド，さらに抗体などが含まれる．DNAをマウスの静脈に投与した実験では，数時間以内に95%以上が排出されるが，脂質二重膜でできた直径約100 nmのリポソーム（5章参照）に内包したDNAは，24時間後でも投与したリポソームの15%程度が残存していることが報告されている．

　薬剤のキャリア粒子への搭載には，中空の粒子に薬剤を内包する方法，粒子のマトリックス中に薬剤を担持する方法，さらに粒子表面に薬剤を結合させる方法などがある（**図3.2**）．中空のキャリア粒子やキャリア粒子のマトリックスにDNAを内包あるいは担持すると，DNAはDNaseと直接接触することがないので，DNaseによる分解から保護されることは容易に想像できる．しかし，キャリア粒子表面にDNAを結合させてもDNaseによる分解から保護されることが報告されている．これは，DNaseはDNAのホスホジエステル結合を切断するが，粒子表面にDNAを結合させることによってホスホジエステル結合が保護されるためであると考えられる．

 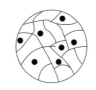 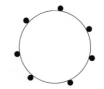

（a）中空粒子内への内包　　（b）マトリックス中への担持　　（c）粒子表面への結合

図3.2　キャリア粒子への薬剤の搭載方法

　すなわち，粒子を核酸医薬やタンパク質・ペプチド医薬のキャリアとして利用することにより，酵素による分解および血中滞留時間の延長という二つの問題は能動的に解決できる場合が多い．

3.4　薬剤の体内動態

　薬剤は必要な場所のみでその効果を発揮するのが理想的である．ドラッグデリバリーでは，キャリアを利用して，薬剤を必要としている組織あるいは細胞に送達す

ることが求められる。すなわち,キャリアにターゲティングの機能を付与するのである。このようなキャリアに搭載した薬剤の体内での挙動を**体内動態**(pharmacokinetics)という。キャリアによるターゲティングには,**受動的ターゲティング**(passive targeting)と**能動的ターゲティング**(active targeting)がある(図3.3)。受動的ターゲティングは,主にキャリア粒子のサイズを制御し,キャリア粒子が目的組織に自然に集まる仕組みである。このキャリア粒子のサイズ制御による受動的ターゲティングは,実際に抗ガン剤のガン組織へのターゲティングに応用されている。血管壁は細胞同士が密に接着しているが,ガン組織の血管壁は細胞間に隙間ができている。血中を循環している 100 nm 以下のナノキャリア粒子は,この隙間を通過することができるため,ガン組織に自然に集まることができる。

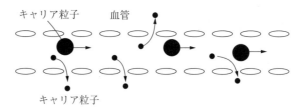

(a) 受動的ターゲティング

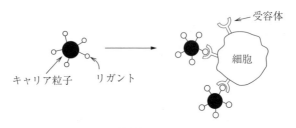

(b) 能動的ターゲティング

図 3.3 キャリア粒子のターゲティング

これに対して能動的ターゲティングは,キャリアにさまざまな物理化学的修飾を行うことによって,目的組織に薬剤が到達するように計画された仕組みである。ガン細胞の表面には**葉酸**(ビタミン K)**受容体**(folic acid receptor)や**トランスフェリン受容体**(transferrin receptor)が正常細胞よりも極端に多く発現している。キャリアに葉酸あるいはトランスフェリンを結合させると,このキャリアがガン細胞に接触したときに,キャリア粒子の表面の葉酸あるいはトランスフェリンがガン

細胞表面のこれらの受容体と結合する。正常細胞と接触しても正常細胞の表面には葉酸やトランスフェリンの受容体がほとんどないので結合することができない。また、肝臓の肝実質細胞には、シアル酸が欠如し末端にガラクトースが露出した糖鎖を認識するアシアロ糖タンパク質受容体がある。この受容体によりガラクトースが露出した糖鎖をもつ糖タンパク質を細胞内に取り込んで処理する。この仕組みを利用して、キャリアにガラクトースを結合させることによって、肝実質細胞へのターゲッティングができる。

多くの場合、イムノセラピーのための核酸医薬やタンパク質・ペプチド医薬は、抗原提示細胞をターゲットとする。マクロファージや樹状細胞のような抗原提示細胞は、100 nm 以上の比較的大きな粒子を好んで細胞内に取り込む傾向があるので、キャリアのサイズを制御することによってある程度の受動的ターゲッティングができる。マクロファージや樹状細胞は細胞表面にマンノース受容体を発現している。この受容体は細菌の表面にあるマンノースと結合し、細菌を捕食するための受容体である。この仕組みを利用して、キャリア粒子にマンノースを結合することによって、キャリアを効率よく細胞に取り込ませる能動的ターゲティングを行うことができる。また、これらの抗原提示細胞の細胞特異的表面抗原もターゲティングに利用することができる。

マクロファージや樹状細胞は、他の免疫細胞や非免疫細胞と異なり、異物の捕食作用に優れている。しかし、この性質が、一般のドラッグデリバリーでは大きな問題となることがある。すなわち、キャリア粒子を使って薬剤を目的とする組織に送達しようとしても、送達する前にマクロファージや樹状細胞に捕食されてしまうからである。逆に、マクロファージや樹状細胞などの抗原提示細胞へのターゲティングでは、このような捕食作用を積極的に利用することになる。

3.5 薬剤の細胞内動態

低分子薬剤のデリバリーでは、目的とする組織で薬剤を放出すれば、この低分子薬剤が細胞に取り込まれ、その作用を細胞内で発揮することができる。しかし、核酸医薬やタンパク質・ペプチド医薬は、目的とする組織でこれらの薬剤を放出しても、分子量が大きいためそのままでは細胞に取り込まれにくい（**図3.4**）。また、細胞外で放出されると分解酵素で分解されてしまい細胞に送達することが困難にな

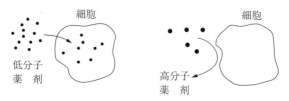

図 3.4　薬剤の分子量に依存した細胞内への取込み

る。したがって，核酸医薬やタンパク質・ペプチド医薬のデリバリーは，細胞内まで送達しなければならない。さらに，これらの医薬は細胞内での作用点が異なっている（**図 3.5**）。CpG DNA は，受容体である TLR9 が形質細胞様樹状細胞あるいは B 細胞のエンドソームにあるので，これらの細胞のエンドソームに送達する必要がある。

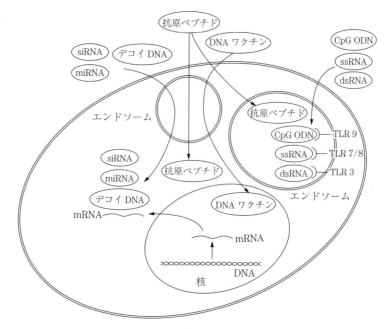

図 3.5　イムノセラピーのための薬剤の作用点

siRNA や miRNA は，DNA から転写された mRNA が核膜孔を通過して細胞質のリボソームと結合する前に，その mRNA に作用しなければならない。したがって，siRNA や miRNA では，これらを細胞質あるいは核内に送達する必要がある。エン

ドサイトーシスで取り込まれたキャリアは，エンドソームからリソソームに移動する。siRNA や miRNA のキャリアによるデリバリーでは，siRNA や miRNA をリソソームに移動する前にエンドソームから細胞質に脱出させなければならない。デコイ DNA は転写因子と結合して遺伝子発現を抑制する。転写因子は細胞質で活性化され核膜孔を通って核に移動し，遺伝子のプロモーター領域に結合する。したがって，デコイ DNA は，細胞質の転写因子が核に移動する前に作用させる必要がある。デコイ DNA のデリバリーにおいても，キャリアがデコイ DNA をエンドソームから細胞質に脱出させることが求められる。DNA ワクチンは，プラスミド DNA に抗原となるタンパク質あるいはペプチドの遺伝子を組み込んだベクターとみなすことができる。このベクターとしての DNA ワクチンは，核内でベクターに組み込まれている抗原タンパク質あるいは抗原ペプチドの遺伝子が発現すると同時に，ベクターとしての DNA が細胞質 DNA 受容体によって認識され，アジュバントとして作用する。したがって，DNA ワクチンは，エンドソームで TLR9 と相互作用するか，あるいはエンドソームから脱出した後，細胞質の DNA 受容体と相互作用し，さらに核に移動して核内で遺伝子を発現する必要がある。また，抗原となるタンパク質あるいはペプチドのデリバリーにおいても，エンドソームあるいは細胞質に送達する必要がある。このようなキャリアに搭載した薬剤の細胞内での挙動を**細胞内動態**（intracellular behavior）という。すなわち，イムノセラピーでは，核酸医薬やタンパク質・ペプチド医薬の細胞内動態をキャリアで制御することが重要となる。

3.6 キャリアからの薬剤の放出システム

キャリア粒子からの薬剤の放出は，キャリア粒子の特性に大きく依存する。中空のキャリア粒子に薬剤を内包した場合は，中空は薬剤のリザーバー，キャリア粒子はカプセルとしての役割をもつ。このカプセルが破壊すると内包していた薬剤は一度に放出される（**図3.6**）。しかし，カプセルに小孔があったり，このカプセルから薬剤が透過することができる場合には，薬剤はカプセルから徐放される（図3.6）。薬剤を中空に封入した代表的なキャリア粒子は，リポソームである。リポソームでは，脂質二重膜が破壊されることによって内包していた薬剤が一度に放出される。中空に薬剤を内包し，この薬剤を徐放するキャリア粒子には，メソ細孔

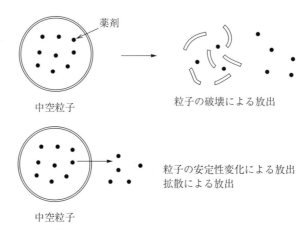

図 3.6 中空粒子からの薬剤の放出

(7.5.3 項 参照) をもつ中空粒子などがある。メソ細孔は，2〜50 nm 程度の孔である。表面にメソ細孔を有する中空粒子は，内包した薬剤をメソ細孔から徐々に放出することができる。また，カプセルの安定性を変化させることによっても内包されている薬剤を徐放することができる。主鎖に芳香族アゾ基を有するポリウレタン誘導体膜でできたカプセルは，腸内細菌のアゾ還元酵素によってアゾ基がヒドラゾ基に還元されることで分子間凝集力が低下し，その結果，内包している薬剤を腸内で徐放することができる。すなわち，薬剤はカプセル膜を透過することによって徐放される。

　高分子のマトリックスに薬剤を担持したキャリアも，薬剤を徐放する。高分子マトリックスからの薬剤の徐放は，マトリックス中での薬剤の拡散あるいはマトリックスの分解，またはこの両方のメカニズムによる（**図 3.7**）。高分子マトリックスからの拡散による薬剤の徐放は，キャリア内外の薬剤の濃度差が放出の推進力となる。放出速度は，マトリックス中の薬剤の拡散速度に依存する。したがって，内包薬剤の濃度に加えて，マトリックスの緻密度も放出速度を決定する重要な因子となる。

　生体内で分解される高分子を生分解性ポリマーという（6.2.3 項 参照）。生体内で分解される生分解性ポリマーのマトリックスに薬剤を担持すると，分解に伴い薬剤が放出される。したがって，薬剤の放出速度はマトリックスの分解速度に依存する。しかし，分解されるマトリックスでは，分解に伴う薬剤の放出とともに拡散による薬剤の放出も起こるのが一般的である。薬剤とマトリックスが共有結合で強固

3.6 キャリアからの薬剤の放出システム

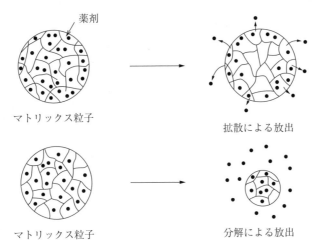

図 3.7 マトリックスからの薬剤の放出

に結び付いているときのみ，薬剤の放出速度はマトリックスの分解速度に依存する。

徐放は，キャリアから薬剤が一定期間徐々に放出されるが，薬剤をパルス状に放出することもできる。薬剤を担持した生分解性ポリマーのマトリックスと，薬剤を担持していない生分解性ポリマーのマトリックスを層状に重ねると，薬剤を担持した生分解性マトリックスが分解している期間は薬剤を放出し，薬剤を担持していない生分解性マトリックスを分解している期間は薬剤を放出しないというパルス状の放出が可能となる（**図 3.8**）。それぞれの層の厚さにより，薬剤を放出している期

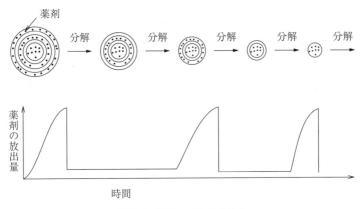

図 3.8 薬剤のパルス状放出

間と薬剤を放出していない期間の長さを調節することができる。

　予防接種としてのワクチンは期間をおいて数回に接種されることがある。したがって，抗原としてのタンパク質あるいはペプチドを抗原提示細胞にデリバリーするシステムでは，パルス状に放出するキャリアを使うことによって数回の予防接種の代用となる。しかしながら，現在のところ，パルス状に薬剤を放出するよいキャリアは実用化されていない。イムノセラピーのための核酸医薬は，徐放させる必要があるのか，あるいは一度の放出でよいのかといった基礎的な検討は十分になされていない。これは，従来の低分子薬剤とイムノセラピーのための薬剤では作用メカニズムが異なるからである。低分子化合物のためのキャリアからの薬物放出では，薬剤の血中濃度が指標となることが多い。すなわち，キャリアからの薬剤の徐放は，血中の薬剤濃度が一定になることが重要である。これは，低分子薬剤が細胞の外からでも作用できるからである。一方，核酸医薬やタンパク質・ペプチド医薬では，これらを細胞内の作用点にデリバリーしなければならない。したがって，これらの薬剤のキャリアからの放出は細胞内で起こることになる。

3.7　薬剤の投与方法

　薬剤の投与方法もドラッグデリバリーに少なからず影響を及ぼす。薬剤を直接，患部に投与する場合は，薬剤の体内動態はそれほど重要ではなくなる。患部が皮膚のときは直接投与は有効な方法であるが，患部が体内にある場合，直接投与は外科的な処置を伴う。

　予防接種は多くの場合，注射により投与される。注射には，静脈注射，筋肉注射，皮下注射がある。静脈注射は薬剤を一度に血中に送り込むので即効性を期待した投与方法であるといえる。筋肉注射は，毛細血管やリンパ液が多く分布しているので皮下注射よりも薬剤の吸収は早い。数分で投与した薬剤の 70〜80％ が吸収される。現在，国内で行われているワクチンの予防接種では，ほとんどが皮下注射である。2.3.1 項において，ワクチンには，全粒子ワクチンと不活性化した弱毒化ワクチン，あるいはペプチド抗原などがあることを述べたが，効果が強い全粒子ワクチンは皮下注射で十分な効果が期待できるが，全粒子ワクチンよりも効果が劣る弱毒化ワクチンは筋肉注射のほうが効果を引き出しやすいと考えられる。しかしながら，副作用の回避という意味から国内ではほとんどの弱毒化したワクチンも皮下注

射で投与されている．ただし，皮下注射では吸収が遅いので局所反応が起きやすい．

　注射に比べて経口や吸引による投与は，注射のように痛みを伴わないので，患者に苦痛を与えない有効な方法である．経口による投与では腸管表面吸収，吸引による投与では鼻咽頭および肺上皮からの吸収が主となる．したがって，経口や吸引による投与では，薬剤はこれらの組織の粘膜を介して作用することになる．多くの病原体は粘膜組織から体内に侵入する．したがって，粘膜組織において初発感染防御機構が働いている．注射によるワクチン投与では，抗体産生という全身性の免疫システムを誘導するが，感染部位での初発免疫システムは誘導できない．経口や吸引によってワクチンを投与すれば，全身性免疫システムとともに感染部位における初発免疫システムも誘導することができ，効果的な予防が可能となる．

　一方で，経口および吸引のワクチン投与に関しては，ワクチン抗原の分解からの保護，**粘膜関連リンパ組織**（mucosa-associated lymphoid tissue）へのデリバリー，および**免疫寛容**（immunotolerance）の回避などの課題がある．核酸医薬の経口および吸引投与でもこれらの課題は同じである．ワクチンの分解は，これまでに述べてきたように粘膜組織のプロテアーゼやペプチダーゼによる分解である．粘膜関連リンパ組織は粘膜での免疫誘導を行う組織であり，腸管ではパイエル板が，呼吸器ではアデノイドや口蓋扁桃がその役割を担っている．粘膜関連リンパ組織は，他の二次リンパ組織とは異なり，上皮細胞層に存在するM細胞と呼ばれる細胞が抗原

コラム⑥

粘膜関連リンパ組織

　粘膜関連リンパ組織は，粘膜固有層にあるリンパ組織あるいはリンパ球の集合体で，気管関連リンパ組織，鼻腔関連リンパ組織，腸管関連リンパ組織などがある．粘膜固有層は，上皮直下にある結合組織で，B細胞から分化した形質細胞，T細胞，単球やマクロファージなどの白血球が多数存在し，生体防御を担っている．

　腸管関連リンパ組織は，パイエル板というリンパ組織とばらばらに存在するリンパ球からなり，腸管の粘液中にIgAを分泌し外来の抗体に対する防御機構として働いている．

　ヒトの鼻腔関連リンパ組織は，咽頭扁桃と耳管扁桃が鼻腔から侵入した外敵に，口蓋扁桃と舌扁桃が口腔内の外敵に対処している．

の取込みを行い，上皮細胞の下にいる樹状細胞，T細胞，およびB細胞に抗原情報を伝達する。B細胞はIL-4やTGF-βの刺激によってIgAを誘導する。IgAは，病原体に結合し体内への侵入を阻止するとともに，病原体からの毒素生産を中和する。M細胞がワクチン抗原を取り込むことによって活性化されたT細胞やIgAを産生するB細胞は，所属リンパ節を経て血中に移動し，体内を循環して再び粘膜組織に戻り免疫反応に関与する。これは**ホーミング現象**と呼ばれている。経口や吸引による投与では，M細胞へのワクチンあるいはアジュバントのデリバリーが重要となる。粘膜組織は元来，異物を分解・排除する組織であるので，薬剤を分解させずにM細胞にデリバリーする工夫が必要となる。その一方で，粘膜は生体にとって有用な異物に対しては免疫を抑制・寛容するシステムをもっている。例えば，食事をしたとき栄養は腸から吸収されるが，食事から摂取される栄養物質は生体にとって異物である。しかしながら，これらの異物に対しては粘膜組織の免疫は作用しない。薬剤を粘膜組織で作用させるためには，この免疫抑制・寛容を解除しなければならない。このような経口によるワクチンとしては，国内ではポリオワクチンおよびロタウイルスワクチンがある。欧米では噴霧型のインフルエンザワクチンが実用化されている。

　経皮投与は，軟膏などのように皮膚から薬剤を吸収させる方法である。皮膚は外界にさらされているため，角質層がバリアとしての機能を果たしている。そのため，核酸やタンパク質などの大きな分子は皮膚バリアを簡単に通過できない。大きな分子の皮膚からの投与は，電気穿孔，マイクロ皮膚擦傷，超音波キャビテーションなどの物理的な方法が検討されている。

4 ナノキャリアとしてのウイルス

4.1 ウイルスの構造

　イムノセラピーでは，核酸医薬あるいはタンパク質・ペプチド医薬を抗原提示細胞などの内部にデリバリーしなければならない。ウイルスは細胞に感染するが，これはウイルスが細胞内に侵入することを意味している。ウイルスの大きさは数十 nm から大きいもので 300 nm であるので，ウイルスそのものをナノサイズのキャリア，すなわちナノキャリアとみなすことができる。

　ウイルスは，ゲノムの核酸が DNA か RNA かで，それぞれ DNA ウイルス，および RNA ウイルスとして分類される。ウイルスを構造面から見ると，**エンベロープ**（envelope）をもたないウイルスとエンベロープをもつウイルスに分けることができる（図 4.1）。エンベロープとは外被のことである。エンベロープをもたないウイルスは，DNA あるいは RNA と**カプシド**（capsid）という殻タンパク質の複合体

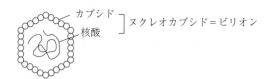

(a) エンベロープをもたないウイルス

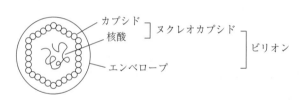

(b) エンベロープをもつウイルス

図 4.1　ウイルスの構造

（これをヌクレオカプシドという）のみの単純な構造である。DNA あるいは RNA はカプシドに囲まれている。エンベロープをもつウイルスは，ヌクレオカプシド全体がリポタンパク質で覆われている。エンベロープの有無にかかわらず，ウイルスを一つの粒子とみなして**ビリオン**（virion）と呼ぶことがある。すなわち，ビリオンは DNA あるいは RNA を内包したナノキャリア粒子と考えることができる。

ウイルスをナノキャリアとする DNA のデリバリーは，遺伝子治療に応用されている。遺伝子治療は，患者の欠損している遺伝子をベクターに組み込み，細胞にデリバリーすることで欠損している遺伝子のタンパク質を発現させる治療方法である。遺伝子治療のためのウイルスとしては，アデノウイルス，アデノ随伴ウイルス，レトロウイルス，レンチウイルスなどがある。これらのウイルスは，遺伝子としての DNA のみではなく，研究用の siRNA デリバリーにも利用されている。イムノセラピーにおいても，これらのウイルスは，DNA ワクチンのキャリアとして利用することができる。

4.2 アデノウイルスナノキャリア

遺伝子 DNA のキャリアとして利用される**アデノウイルス**（adenovirus）は，エンベロープをもたないヌクレオカプシドのみからなる直径約 80 nm の正二十面体構造をしている。このウイルスは小児に感染して風邪の原因となる。アデノウイルスは，表面のファイバータンパク質が宿主細胞表面の CAR（coxackie-adeno receptor）に結合することによって感染する。

アデノウイルスのゲノムは dsDNA で，ゲノム上の E1A 遺伝子および E1B 遺伝子はこのウイルスの増殖に必須である。これらの遺伝子領域を除去し，治療に必要な遺伝子 DNA を組み込むと増殖能が欠如し，その代わりに組み込んだ遺伝子のタンパク質を生産するベクターができる。この組換えベクターを，E1A および E1B を強制発現させたヒト胎児腎細胞由来の宿主細胞に形質転換すると，この宿主細胞中でベクターを含んだウイルス粒子を数千個まで増殖させることができる（図4.2）。宿主細胞にアデノウイルスの増殖に必要な E1A および E1B を発現させおくのは，組換えベクターが増殖能を欠いているためである。そうすることで1個の宿主細胞から約数千個のウイルス粒子を調製することができる。このアデノウイルス粒子を，遺伝子 DNA を内包したナノキャリアとして利用する。アデノウイルスナ

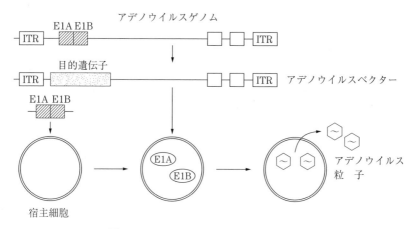

図 4.2 アデノウイルスナノキャリアの作製

ノキャリアは，目的とする細胞に取り込まれても自ら増殖することはできない。

一般に，ウイルスの感染は細胞特異性がある。アデノウイルスは CAR を発現している細胞には効率よく感染するが，CAR の発現量が低い血液系細胞や血管内皮細胞などへの感染効率は低い。アデノウイルス表面のファイバータンパク質にαv インテグリンに認識される RGD（Arg-Gly-Asp）ペプチドを付加することで多くの細胞種に感染できるようになる。このようなファイバータンパク質の改変によって，アデノウイルスナノキャリアをさまざまな細胞種に取り込ませることができる。また，異物としての粒子は細胞が増殖しているときに取り込まれやすいが，アデノウイルスナノキャリアは，増殖が停止している細胞にも効率よく取り込まれる。しかながら，アデノウイルスナノキャリアでデリバリーされた遺伝子は染色体に組み込まれないので，発現期間が短いという欠点もある。また，細胞毒性があることも指摘されている。

4.3 アデノ随伴ウイルスナノキャリア

アデノ随伴ウイルス（adeno-associated virus）は，ssDNA をゲノムとしてもつエンベロープのない直径 20〜30 nm の正二十面体構造のウイルスで，ヒトに感染してもほとんど症状が出ない。このウイルスは宿主細胞表面のヘパラン硫酸プロテオグリカンを認識して感染するのでさまざまな細胞に感染し，感染すると DNA を

宿主細胞の 19 番染色体に組み込む．このウイルスの複製にはアデノウイルスのヘルパー機能が必要なので，アデノ随伴ウイルスと呼ばれる．

アデノ随伴ウイルスベクターは，複製や転写に関与する Rep 遺伝子とカプシド遺伝子である Cap を除去し，その領域に治療に必要な目的遺伝子の DNA を組み込むことによって調製される．このベクターを Rep と Cap を強制発現しているヒト胎児腎細胞由来の宿主細胞にアデノウイルスとともに形質転換すると，ベクターを内包したアデノ随伴ウイルスが宿主細胞内で増殖し，アデノ随伴ウイルスナノキャリアを得ることができる（**図 4.3**）．ベクターをアデノウイルスとともに形質転換するのは，アデノ随伴ウイルスの複製にアデノウイルスの E1A, E1B, E2A, E4, VA 遺伝子が必要なためである．

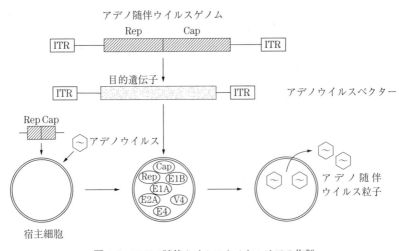

図 4.3 アデノ随伴ウイルスナノキャリアの作製

アデノ随伴ウイルスナノキャリアは，さまざまな細胞種に取り込ませることができ，安全性も高い．さらにベクターが取り込まれた細胞の染色体に組み込まれるので，発現期間が長いという利点がある．

4.4 レトロウイルスナノキャリア

レトロウイルス（retrovirus）は，エンベロープをもち ssRNA をゲノムとするウイルスである．レトロウイルスは，宿主細胞に感染し，宿主細胞内で逆転写によっ

てRNAからdsDNAを合成し，このdsDNAを宿主の染色体に組み込む。レトロウイルスのゲノムは，RNAゲノムをウイルス粒子内に囲い込むパッケージシグナル遺伝子のψ，構造タンパク遺伝子のgag，逆転写酵素などの酵素遺伝子であるpol，およびエンベロープ遺伝子のenvがプロモータ活性を有するLTR（long terminal repeat）に挟まれるように配置されている。レトロウイルスベクターはgag, pol, envを除去し，目的遺伝子と置換してつくられる。このベクターにはパッケージシグナル遺伝子が残っている。ヒト胎児腎細胞由来の宿主細胞にgag, pol, env遺伝子をあらかじめ形質転換しておくと，この宿主細胞は空のエンベロープを生産するようになる。この宿主細胞にベクターを形質転換すると，エンベロープに囲まれたレトロウイルスナノキャリアをつくることができる（図4.4）。

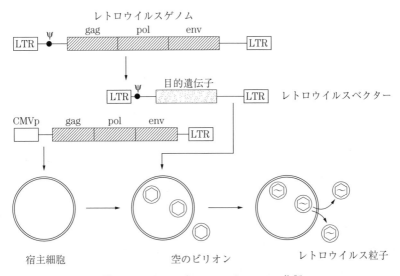

図4.4 レトロウイルスナノキャリアの作製

レトロウイルスベクターは，宿主細胞の染色体に組み込まれるため長期にわたって目的遺伝子を発現させることができるが，染色体への組込み部位はランダムなため，組み込まれた部位が宿主細胞の機能にとって重要な部位であると宿主細胞に障害が起こる。また，レトロウイルスナノキャリアは分裂細胞にしか取り込まれないという欠点がある。

4.5 レンチウイルスナノキャリア

　レンチウイルス（lentivirus）は，ssRNA をゲノムとしてもつエンベロープをもつウイルスで，分類学的にはレトロウイルスに含まれる。上記したレトロウイルスナノキャリアはマウスのレトロウイルスからつくられる。しかし，マウスのレトロウイルスは分裂細胞にしか遺伝子を導入できない。一方，ヒトのレトロウイルスである **HIV-1**（human immunodefiency virus type-1）は，分裂していない宿主細胞にも感染して増殖することができる。HIV-1 はヒト免疫不全ウイルスで，**AIDS**（acquired immune deficiency syndrome）を引き起こす。

　ベクターは，レトロウイルスのベクターと同様に gag, pol, env を除去し，目的遺伝子と置換してつくられる。HIV-1 のゲノムには tat や rev などのアクセサリー遺伝子があるが，安全性を高めるために，これらの遺伝子も除去されている。レトロウイルスナノキャリアの調製では，宿主細胞に gag, pol, env 遺伝子をあらかじめ形質転換しておくときに，同一のプラスミド上に gag, pol, env 遺伝子が組み込まれたものを使う。一方，レンチウイルスナノキャリアの調製では，gag と pol を組み込んだプラスミド，env を組み込んだプラスミド，および制御遺伝子である rev を組み込んだプラスミドを別々に作製し，それらをベクターとともに宿主細胞に形質転換する（**図 4.5**）。

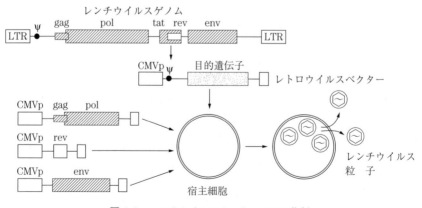

図 4.5　レンチウイルスナノキャリアの作製

HIVは，ヒトのヘルパーT細胞に感染するが，それ以外の細胞には感染することができない。そのため，HIVのエンベロープをVSV-G（G glycoprotein of vesicular stomatitis virus）というウイルスのエンベロープと交換することによって，ヘルパーT細胞以外の細胞にも導入できるようなレンチウイルスナノキャリアが開発されている。

4.6 ウイルスタンパク質による細胞質へのデリバリー

イムノセラピーのための核酸医薬やタンパク質・ペプチド医薬は，細胞内に作用点があるため，キャリアにはこれらの薬物を細胞内にデリバリーする性能が求められる。ウイルスナノキャリアは，ウイルスそのものを使うので，これらの薬剤を細胞内にデリバリーすることができるが，有機あるいは無機の合成キャリアではウイルスのように感染する能力はない。合成キャリアは，細胞の食作用によって受動的に取り込まれる。さらに，イムノセラピーのための薬剤は，エンドソーム，細胞質，核など，それぞれの薬剤の作用点に送達されなければならない。ウイルスは宿主細胞に感染し，宿主細胞内で自らのDNAあるいはRNAを核に送り込む。このようなウイルスの性質を合成キャリアに応用することで，ウイルスに似た挙動をもつ合成キャリアをつくることができる。

インフルエンザウイルスは，受容体介在エンドサイトーシスによって宿主細胞に感染する。インフルエンザウイルスの表面には，**ヘマグルチニン**（hemagglutinin, **HA**）というタンパク質がある。ヘマグルチニンは，HA1とHA2という二つのタンパク質がジスルフィド結合している。HA1が宿主細胞の受容体と結合すると，インフルエンザウイルスはエンドサイトーシスによって細胞内のエンドソームに取り込まれる。エンドソームは弱酸性であり，酸性環境によってHA2はコンフォメーション変化を起こし，**ランダムコイル構造**（random coil structure）から**αヘリックス構造**（α helix structure）に変わる。HA2がこのようなコンフォメーション変化を起こすとエンドソーム膜と融合し，ウイルスゲノムが放出される。すなわち，HA2というタンパク質は，pHによって構造を変化させ，エンドソームからの脱出を可能にしている。インフルエンザウイルスのHA2を模倣して，pHでランダムコイルからαヘリックスに構造を変化させる合成ペプチドが開発されている。グルタミン酸（glutamic acid），アラニン（alanine），ロイシン（leucine），アラニン

(alanine) の繰返し配列を多く含むアミノ酸残基が 30 のペプチドは，この繰返し配列のアミノ酸の頭文字をとって **GALA** と呼ばれている。GALA は，酸性条件下ではグルタミン酸残基の電荷が中和され電気的な反発がなくなるので α ヘリックス構造をとるようになる。α ヘリックス構造になるとエンドソームの脂質二重膜と相互作用を起こすと考えられている。合成キャリアの表面に GALA を導入すると，エンドサイトーシスで取り込まれた合成キャリアのエンドソームからの脱出が可能になることが報告されている。

HIV やセンダイウイルスは，宿主細胞の細胞膜と融合しエンドサイトーシスを経ないで細胞質に直接取り込まれる。これは，これらのウイルスが宿主の細胞膜と直接結合するペプチドをもっているためである。HIV はエンベロープ表面に gp120/gp41 という糖タンパク質複合体をもっている。HIV はヘルパー T 細胞に感染するが，まず gp120 がヘルパー T 細胞の CD4 と結合する。gp120 が CD4 に結合すると，膜融合ペプチドである gp41 がヘルパー T 細胞の細胞膜に突き刺さりウイルスが侵入する。この gp41 の疎水性に富む N 末端の 20～30 アミノ酸残基の領域は，合成

コラム ⑦

タンパク質の構造（α ヘリックスとランダムコイル）

タンパク質はアミノ酸がペプチド結合でつながったポリペプチドである。アミノ酸の並び，すなわちアミノ酸の配列をタンパク質の一次構造といい，アミノ酸同士の水素結合によって形成される規則的な繰返し構造を二次構造という。二次構造は，ペプチド結合の CO の負に帯電した O と NH の正に帯電した H によって形成される。α ヘリックス構造と β シート構造が二次構造の代表的な構造である。α ヘリックスは，あるアミノ酸の NH の水素原子が，三つ先のアミノ酸の CO の酸素原子と水素結合し，3.6 残基ごとに 1 回転するらせん構造である。β シートはポリペプチド鎖が折り返して隣り合った鎖の間で水素結合が形成されることによってできるシート構造である。α ヘリックスと β シートは多くのタンパク質に見られる二次構造であるが，これはこれらの構造形成にアミノ酸側鎖が関与していないためである。α ヘリックスと β シート，およびランダムコイルと呼ばれる α ヘリックスと β シートをつなぐタンパク質部分は，規則的な構造を欠いている。

タンパク質はアミノ酸側鎖間の相互作用によって 3 次元の立体構造をとるが，この立体構造はアミノ酸同士の相互作用によってエネルギー的に最も安定になるような構造である。

キャリアに膜結合機能を付加するペプチドとして利用することができる。

　HIVのゲノムにはtat遺伝子があるが，この遺伝子がつくる**Tatタンパク質**（Tat protein）は，感染細胞から分泌され，他のヘルパーT細胞に侵入してアポトーシスを引き起こす。Tatタンパク質は86アミノ酸からなるが，そのうちの11アミノ酸残基が細胞膜透過性に関与し，この細胞膜透過性により他のヘルパーT細胞に侵入する。細胞膜透過性を示す11アミノ酸領域は，細胞表面のヘパラン硫酸プロテオグリカンに結合することによって，マクロピノサイトーシスで取り込まれる。Tatタンパク質を直径150〜200 nmの脂質二重膜でできたリポソーム（5章 参照）の表面に直接導入しても細胞への取込み効率は向上しないが，ポリエチレングリコール（5章の図5.17参照）などのスペーサーを介して導入すると取込み効率を向上させることができる。

コラム⑧

ビオチンとアビジン

　ビオチン（biotin）は卵黄中に存在する炭酸固定に関与する酵素の補酵素である。ヒトはビオチンを生合成できないので食物から摂取しなければならない。このためビオチンはビタミンB群の一つとなっている。

　アビジン（avidine）は卵白中に存在する分子量約68 kDaの塩基性タンパク質でビオチンと結合する。ビオチンとアビジンの結合は抗原と抗体の結合よりはるかに強い。タンパク質や核酸にビオチンを共有結合することができるので，ビオチンとアビジンの結合を利用してタンパク質や核酸の検出などに応用することがきる。例えば抗体をビオチンで標識すると，この抗体に特異的な抗原が結合する。これをアビジンを固定化したビーズと混合するとビオチンとアビジンが結合する。遠心によりビーズを回収すれば抗原を単離することがきる。ストレプトアビジンは細菌から単離されたアビジンと類似の性質をもつタンパク質である。

ビオチン

4.7 ウイルスタンパク質による核内へのデリバリー

アデノウイルスは,分裂していない細胞にも感染してゲノムを宿主細胞の核に移行できる。アデノウイルス表面には,宿主細胞の核膜にある核膜孔複合体に結合する **hexon** というタンパク質があることが知られている。ポリエチレンイミン(6章の図6.1参照)は,正に帯電するアミノ基を有するカチオン性ポリマーであり,負に帯電しているDNAと結合するため形質転換に使われることがある。このポリエチレンイミンをhexonで修飾しDNAを結合させると(**図4.6(a)**),DNAの核への移行が増加する。

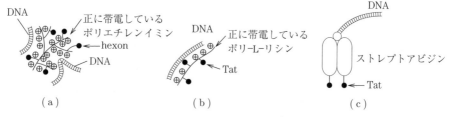

図4.6 核移行シグナルペプチドで修飾したキャリアとDNAとの結合

数十nm以上の大きさの分子は核膜孔複合体を通過することはできない。したがって,大きな分子が核膜を通過するためには**核移行シグナルペプチド**(nuclear localization signal peptide)が必要である。HIV由来のTatタンパク質は宿主細胞の細胞をマクロピノサイトーシスで通過するが,このタンパク質のC末端は核移行シグナル配列を含むため核膜通過にも関与している。

このような核移行シグナルペプチドをDNAのキャリアに結合させることでDNAの核内への移行を向上させることができる。正電荷をもつポリ-L-リシン(6章の図6.1参照)に核移行シグナルペプチドを結合し,負電荷をもつDNAと静電的に結合させると,DNAの核内への移行が向上する(図(b))。ストレプトアビジンに核移行シグナルペプチドを結合させ,ビオチンを結合したDNAと混合すると,ストレプトアビジンとビオチンが結合する(図(c))。この複合体を細胞に与えるとDNAを核に移行することができる。

5 リポソームキャリア

5.1 リポソーム

　細胞は，細胞膜によって細胞内外の空間を仕切っている粒子とみなすことができる。また，細胞膜は，細胞内外の物質の選択的移動や，細胞外の環境情報を細胞内に伝達する仕組みを有した機能性粒子である，ともいえる。したがって，細胞膜を模した粒子は，ドラッグデリバリーのキャリアとしてのよいモデルとなる。

　リポソーム（liposome）は，細胞膜と同様に脂質二重膜でできた球状の粒子である。中空のカプセル構造なので，薬剤を内包するキャリアとして応用されている。また，脂質組成によって性質を変化させることができ，さまざまなサイズを調製することができる。さらに，細胞膜のように表面に糖鎖やタンパク質を導入することも可能である。脂質組成や表面修飾により細胞膜との融合性を高めたり，リポソーム膜の透過性を変化させることで薬剤の細胞内デリバリーや薬剤の放出制御を行うことができる。また，毒性や抗原性が低く，生体内で代謝されるという利点もある。リポソームは，ドラッグデリバリーのキャリアとしての研究の歴史は古く，抗ガン剤のキャリアとしてすでに臨床で使用されているものもある。

5.2 脂質分子の特性

　細胞膜は**親水性末端**（hydrophilic terminal）と**疎水性末端**（hydrophobic terminal）を有する**両親媒性**（amphipathetic）の**脂質分子**（lipid molecules）で構成されているが，脂質分子のうち最も量的に多い成分は**リン脂質**（phospholipid）である。リン脂質の親水性末端は，リン酸にアルコール（あるいはスフィンゴシン）とグリセロールが結合している（**図5.1**）。細胞膜を構成しているリン脂質では，リン酸

100   5. リポソームキャリア

に結合するアルコールがコリン，エタノールアミン，およびセリンのいずれかであることが多い（**図5.2**）。これらのアルコールの水酸基がリン酸とエステル結合している。グリセロールの C-3 の水酸基はリン酸とエステル結合し，C-1 および C-2 の水酸基には脂肪酸 2 分子がエステル結合して疎水性末端を形成している（図5.1，**図5.3**）。

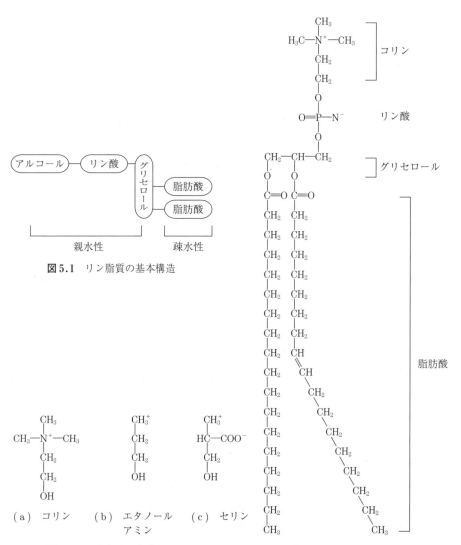

図5.1 リン脂質の基本構造

図5.2 細胞膜リン脂質のアルコール

図5.3 ホスファチジルコリンの構造

親水性末端のアルコールがコリンのリン脂質はホスファチジルコリン，エタノールアミンのリン脂質はホスファチジルエタノールアミン，セリンのリン脂質はホスファチジルセリンと呼ばれる。これらのリン脂質はレシチンと総称されることもある（ホスファチジルコリンのみをレシチンと呼ぶこともあるが，近年ではリン脂質すべてをレシチンと呼ぶようになっている）。グリセロールに結合している2分子の脂肪酸は炭素数が14～24であるのが一般的である（**表5.1**）。脂肪酸分子には，二重結合を含まない飽和脂肪酸と二重結合を含む不飽和脂肪酸がある。不飽和脂肪酸は二重結合の部分で鎖が屈曲している（図5.3）。リン脂質の分子同士の結合は弱いので各分子は自由に移動することができるが，**コレステロール**（cholesterol）分子（**図5.4**）が分子間に入り込むことによってリン脂質分子の移動の自由度は制限される。コレステロールは，ステロイドの一端に炭化水素が，他端には水酸基が付いている脂質である。コレステロールがリン脂質中に入り込むと，炭化水素はリン脂質の脂肪酸と並行して配位し，水酸基はリン脂質の親水性末端と相互作用する。この相互作用によりリン脂質分子の移動が妨げられる。

表5.1 脂肪酸の種類

炭素数	二重結合の数	慣用名	構造式
14	0	ミリスチン酸	$CH_3(CH_2)_{12}COO^-$
16	0	パルミチン酸	$CH_3(CH_2)_{14}COO^-$
18	0	ステアリン酸	$CH_3(CH_2)_{16}COO^-$
20	0	アラキジン酸	$CH_3(CH_2)_{18}COO^-$
22	0	ベヘン酸	$CH_3(CH_2)_{20}COO^-$
24	0	リグノセリン酸	$CH_3(CH_2)_{22}COO^-$
16	1	パルミトレイン酸	$CH_3(CH_2)_5 CH = CH(CH_2)_7COO^-$
18	1	オレイン酸	$CH_3(CH_2)_7 CH = CH(CH_2)_7COO^-$
18	2	リノール酸	$CH_3(CH_2)_4(CH = CHCH_2)_3(CH_2)_6COO^-$
18	3	リノレン酸	$CH_3CH_2(CH = CHCH_2)_3(CH_2)_6COO^-$
20	4	アラキドン酸	$CH_3(CH_2)_4(CH = CHCH_2)_4(CH_2)_2COO^-$

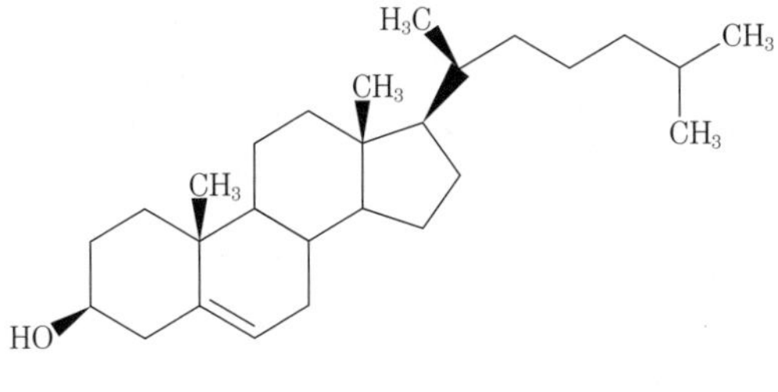

図5.4 コレステロールの構造

脂質分子の集合体は，水性環境では主に3通りの形態をとる（**図5.5**）。一つ目の形態は，親水性末端が水相に面し，疎水性末端が内側に向く球状の**ミセル**（micelle）構造である（図(a)）。親水性基が疎水性基よりも相対的に大きく円錐形をしているとミセルとなる。二つ目の形態は，疎水性末端がたがいに向かい合って二層のシート状になる構造である。このような脂質分子の二層構造を**脂質二重膜**（lipid bilayer）と呼ぶ。円柱形をしているリン脂質は脂質二重膜構造をとる。しかし，シート状の構造では，シートの端の疎水性末端が水と接することになり，これを避けるためにシートの端が閉じて球状の構造となる。細胞膜が閉じた空間をつくり出すのは脂質のこのような性質による（図(b)）。さらに，親水性末端よりも疎水性末端のほうが大きいくさび形をしていると，**ヘキサゴナルⅡ相構造**（hexagonal Ⅱ phase structure）という形態をとる（図(c)）。脂質分子の集合体が，ミセルとなるか，二重膜となるか，あるいはヘキサゴナルⅡ相構造となるかは，脂質分子の形状から予測することができる。脂質1分子の表面積をa，疎水性末端の最大鎖長と体積をそれぞれlおよびvとすると，$v/al < 1/3$でミセル，$1/2 < v/al < 1$で二重膜，$v/al > 1$でヘキサゴナルⅡ相構造となる（**図5.6**）。

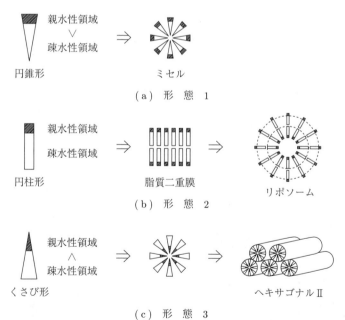

図5.5 脂質分子集合体の形態

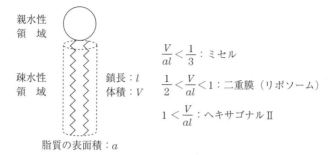

図 5.6 脂質分子の形態と集合体の形態の関係

5.3 リポソームとリピッドマイクロスフェア

卵黄および大豆の天然由来のホスファチジルコリンなどのリン脂質をクロロホルムなどの非極性溶媒に溶解し，窒素ガスにより溶媒を完全に蒸発させて得られた脂質フィルムに水を加えることで，リポソームを調製することができる（**図 5.7**）。窒素ガスで非極性溶媒を蒸発させるのは脂質の酸化を防ぐためである。リポソームのサイズは，原理的には脂質分子の形態に基づく自発曲率に依存すると考えられるが，実際にはリポソーム調製過程における操作が大きな影響を及ぼす。温和な条件では巨大な単層膜をもつリポソームが，ボルテックス処理で多重層膜リポソームが，強い超音波処理で小さな単層膜のリポソームが得られる（**図 5.8**）。薬剤を溶解した水でリポソームを調製すれば，その薬剤を内包することができる。リポソームの血中半減期は，かたい膜をもったリポソームよりもやわらかい膜をもったリポソームのほうが長い。不飽和脂肪酸を含むリン脂質にコレステロールを混合する

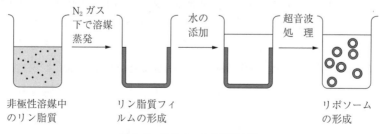

図 5.7 リポソームの調整方法

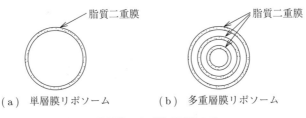

図5.8　単層膜および多重層膜リポソーム

と，上記したようにリン脂質分子の移動が妨げられない膜となる。

　卵黄および大豆の天然由来のホスファチジルコリンのようなリン脂質にトリグリセリドやコレステロールエステルのような中性脂質を適量混合すると，外側がホスファチジルコリン，内側が中性脂質からなる脂肪乳剤が形成される。このような脂肪乳剤を**リピドマイクロスフェア**（lipid microsphere）あるいは**リピドナノスフェア**（lipid nanosphere）と呼ぶこともある。大豆油に動脈閉鎖症治療薬であるプロスタグランジン E1 や炎症抑制薬であるパルミチン酸デキサメタゾンを溶解し，ホスファチジルコリンで乳化した直径が約 200 nm のリピドマイクロスフェアが製剤化されている。ホスファチジルコリンと中性脂質の混合比を変えることで，粒子のサイズを変えることができる。このようなリピドマイクロスフェアは，水に不溶の薬剤をデリバリーするキャリアとして利用することができる。リピドマイクロスフェアは，構造的に壊れやすく，血中で壊れて薬剤を放出すると考えられている。

5.4　カチオン性リポソーム

5.4.1　カチオン性リポソーム

　リポソームの表面に正電荷をもつ修飾基を導入したものを**カチオン性リポソーム**（cationic liposome）という。カチオン性リポソームは，DNA や RNA などの負電荷を有する核酸を静電的相互作用によって表面に結合させることができるため，プラスミド DNA や siRNA などの**形質転換試薬**（transfection reagent）として広く利用されている。代表的なカチオン性リポソームの形質転換試薬には **DOTAP** や **DOTMA** がある（図5.9）。これらのカチオン性リポソームに核酸を結合させて細胞に与えると，エンドサイトーシスによって取り込まれ，エンドソームに滞留した後に脱出し，核酸が細胞質に放出される。核酸のエンドソームからの脱出が，核酸

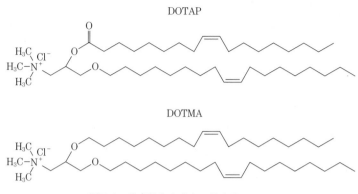

図 5.9　代表的なカチオン性リポソーム

のみ脱出するのか，あるいは核酸がカチオン性リポソームに結合したまま脱出するのかはよくわかっていない（**図 5.10**）。細胞質に放出された核酸は，さらに核膜を通過し核に到達する。また，カチオン性リポソームに結合したままエンドソームから細胞質に脱出した核酸は，細胞分裂に伴って娘細胞の核に移動する経路が考えられる。

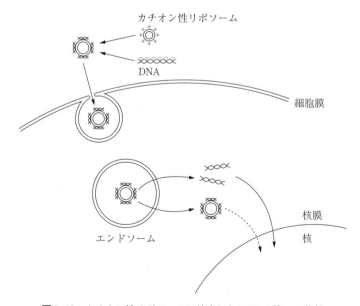

図 5.10　カチオン性リポソームに結合した DNA の核への移行

カチオン性リポソームに結合できる核酸量は，リポソームのサイズと表面の正電荷密度に依存する．核酸の負電荷は各ヌクレオチドのリン酸基の酸素原子に起因するので，核酸は分子全体がカチオン性リポソームの表面にランダムに結合していると考えられる．DOTAP や DOTMA の粒子サイズは，100〜200 nm 程度であるが，核酸を結合すると 300〜500 nm 程度に分布する．これは，核酸の結合によってサイズが大きくなったのではなく，核酸を結合したリポソーム粒子同士がたがいにくっついて**集塊**(aggregate) を形成するためである（**図5.11**）．粒子一つ一つのサイズを**プライマリーサイズ**(primary size) といい，集塊を形成したときのサイズを**ハイドロダイナミックサイズ**(hydrodynamic size) という．したがって，実際に細胞に作用するサイズは集塊を形成したハイドロダイナミックサイズである．ハイドロダイナミックサイズは，粒子の分散溶液の組成に依存する．

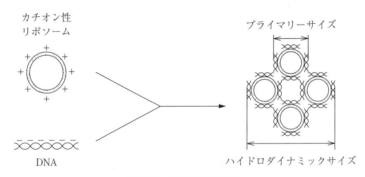

図5.11 粒子の集塊形成

DOTAP や DOTMA などのカチオン性リポソームは，高濃度で細胞に作用させると細胞毒性があることが指摘されている．*In vitro*（8.1.1項 参照）の形質転換実験では，30 μg/ml までの濃度で培養細胞に作用させることが推奨されている．動物実験では，カチオン性リポソームは，マクロファージなどの貪食細胞が多く存在する肝臓や脾臓のような細網内皮系に集積されやすいことが示されている．また，カチオン性リポソームは正電荷のため血清中のタンパク質が吸着しやすく，それによりオプソニン化されマクロファージに取り込まれやすいことも示されている．核酸を表面に結合したリポソームの表面電位は核酸により負に荷電するようになるので，タンパク質の吸着によるマクロファージへの取込み量の増加に関してはさらなる検討が必要であるが，マクロファージや樹状細胞などの貪食細胞へ核酸医薬をデ

リバリーする際，カチオン性リポソームは有用なキャリアとして応用することができる。

5.4.2 カチオン性リポソームによる CpG ODN のデリバリー

2.3.5 項で述べたように，これまでに開発された CpG ODN の多くは，分子の一部あるいは全体がホスホロチオエート骨格からなる修飾型である。ホスホロチオエート修飾することによって DNase に対して耐性となるため，CpG ODN をそのまま投与することができる。ホスホジエステル骨格のみからなる天然型の CpG ODN は，複雑な高次構造とすることで DNase による分解を回避している。24 塩基からなるホスホジエステル骨格の天然型 CpG ODN は血清中で 24 時間後にはほとんど分解されてしまうが，この CpG ODN を DOTAP に結合させると血清中で 24 時間たってもほとんど分解されない。CpG ODN の粒子表面への静電的相互作用では，CpG ODN は DNase と接触するにもかかわらず分解されにくいことは，CpG ODN 分子中の DNase に対する作用点が粒子との結合によって保護されるためと考えられる。

CpG ODN の受容体は，B 細胞や形質細胞様樹状細胞のエンドソームおよびリソソームの膜に局在する TLR9 である。したがって，CpG ODN のデリバリーは，CpG ODN をエンドソームあるいはリソソームから脱出させずに，これらの細胞内小器官に留めておくことが望ましい。DOTAP などの形質転換のためのカチオン性リポソームは，核酸がエンドソームから脱出するので，CpG ODN のデリバリーには適していないと思われる。しかしながら，これらのカチオン性リポソームで CpG ODN をデリバリーすると TLR9 を活性化し，サイトカインを誘導することができる。DOTAP に結合した CpG ODN 分子の多くは，24 時間以内にエンドソームから細胞質に脱出するが，脱出するまでの間に CpG ODN が TLR9 を活性化すると考えられる。

DOTAP による CpG ODN のデリバリーにおいて，TLR9 の活性化による免疫活性化サイトカイン誘導に関する新たな知見が得られ，ドラッグデリバリーシステムにおけるナノキャリアの新たな役割が示されている。

5.4.3 マウス TLR9 に関する新たな知見

クラス B の CpG ODN は分子骨格全体がホスホロチオエート化されている。この

ホスホロチオエート化 CpG ODN をマウスの形質細胞様樹状細胞に与えると，TLR9 と相互作用して IL-6 や TNF-α, IL-12 などの炎症性サイトカインを主に誘導するが，IFN-α は誘導しないか，誘導してもわずかである．しかし，このクラス B のホスホロチオエート化 CpG ODN を DOTAP に結合してマウスの形質細胞様樹状細胞に与えると，IFN-α を誘導するようになる（**図 5.12**）．逆に，IL-6 などの炎症性サイトカインの誘導量は減少する．IFN-α は自己会合により高次構造を形成するクラス A の CpG ODN によって誘導される．すなわち，クラス B の CpG ODN を DOTAP に静電的に結合させると，クラス A の CpG ODN の性質を示すようになる．

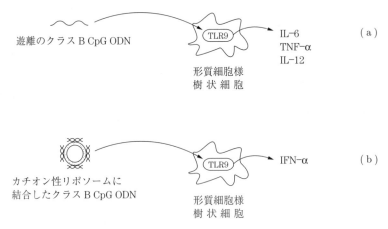

図 5.12 カチオン性リポソームによるサイトカイン誘導の変化

糖骨格がすべてホスホジエステル結合している天然型の一本鎖 CpG ODN も，IL-6 などの炎症性サイトカインを誘導するが，IFN-α を誘導することができない．しかし，この天然型 CpG ODN を DOTAP に静電的に結合させると，やはり IFN-α を誘導するようになる．2.3.6 項において，クラス A の CpG ODN とクラス B の CpG ODN では細胞内で異なるエンドソームに局在し，その局在の違いにより炎症性サイトカインを誘導するか，あるいは IFN-α を誘導するかが決定されることを述べた．DOTAP に静電的に結合した CpG ODN は，クラス A と同じエンドソームに局在する．すなわち，DOTAP によって CpG ODN の細胞内の局在が変わることによって，異なるサイトカインを誘導するようになると考えることができる．

糖骨格がホスホジエステル結合の天然型一本鎖 CpG ODN の CpG を GpC に変えると，もはや TLR9 を活性化することができず炎症性サイトカインを誘導すること

ができない。しかしながら、CpGをGpCに変えた一本鎖GpC ODNをDOTAPに結合させると、TLR9を活性化しIFN-αを誘導するようになる。また、CpGを含まないどのような塩基配列のODNでも、DOTAPに結合させることでTLR9を活性化し、IFN-αを誘導するようになる。さらに、CpGのシトシンをメチル化してもTLR9を活性化することができる。一方、クラスBのホスホロチオエート化ODNは、DOTAPに静電的に結合させてもTLR9の活性化のためにはCpGが必要である。このような結果から、TLR9の活性化に非メチル化CpGが必要なのはホスホロチオエート化ODNに限られ、ホスホジエステル結合の天然型ODNはTLR9活性化のために非メチル化CpGを必要としないという結論が導かれた。しかし、ホスホジエステル結合のODNはDOTAPに結合させないときは、TLR9活性化のために非メチル化CpGが必要なので、DOTAPがTLR9のODN認識になんらかの影響を及ぼしていると考えられる。

5.5 リポソームの細胞内動態の制御

5.5.1 イムノセラピーのための薬剤の細胞内デリバリー

　CpG ODNの受容体であるTLR9はエンドソームに存在する。また、dsRNAの受容体のTLR3およびssRNAの受容体のTLR7/8もエンドソームに存在する。したがって、CpG ODNやssRNAあるいはdsRNAのデリバリーでは、これらの核酸医薬をエンドソームに留めておくことが望ましい。一方、細胞質DNA受容体をターゲットとしたdsDNAや、RIG-IをターゲットとしたdsRNAのデリバリーでは、エンドサイトーシスで取り込まれたのち、エンドソームからこれらのDNAあるいはRNAを細胞質に脱出させなければならない。siRNAやmiRNAのようなRNA医薬も核内から細胞質に出てきてmRNAに結合するので、これらのデリバリーも細胞質への脱出が必要である。また、抗原やアレルゲンの遺伝子を組み込んだDNAワクチンのデリバリーでは、これらの遺伝子を核内まで運搬しなければならない。

　ガン抗原を抗原提示細胞にデリバリーし、細胞障害性T細胞を活性化してガン細胞を攻撃するためには、ガン抗原を抗原提示細胞のMHCクラスI上に提示させなければならない。MHCクラスIは、細胞質に存在する内在性の抗原を提示する。したがって、ガン抗原のデリバリーでは、ガン抗原をエンドソームから細胞質に脱出させなければならない。一方、デリバリーされた抗原がエンドソームから脱出せ

ずにエンドソームに留まると，この抗原は MHC クラス II 上に提示される（図5.13）。MHC クラス II 上に提示された抗原はヘルパー T 細胞によって認識され，B 細胞からその抗原に対する抗体生産を誘導する。したがって，感染症などの治療において抗体生産が有効な場合には，抗原をエンドソームあるいはリソソームに留めておくことが望ましい。

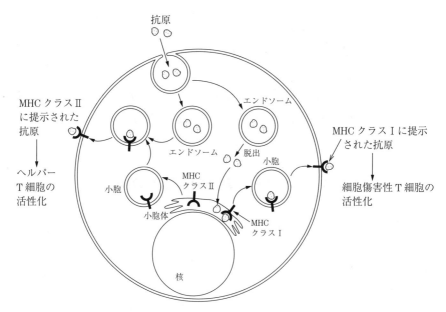

図 5.13　抗原の細胞内動態による作用の違い

5.5.2　pH 応答性リポソームによる細胞質へのデリバリー

リポソームにより核酸医薬やタンパク質・ペプチド医薬を細胞質に送達する場合，エンドサイトーシスでエンドソーム内に取り込まれたリポソームがエンドソーム膜と融合すればよい。エンドソーム内は弱酸性であるので酸性条件下でリポソーム膜が不安定化し，エンドソーム膜と融合するリポソームが開発されている。

ジオレオイルホスファチジルエタノールアミン（DOPE）は，中性条件下ではヘキサゴナル II 相構造をとるため，リポソームを形成しない。しかし，オレイン酸やコレステロールコハク酸のようなカルボキシル基を有する両親媒性分子と組み合わせると，中性でカルボキシル基がイオン化し水和度が増加するため，リポソームを形成するようになる。このリポソームは，酸性条件下ではカルボキシル基がプロ

5.5 リポソームの細胞内動態の制御

トン化するため水和度が減少してヘキサゴナル II 相構造をとり，リポソーム膜が不安定な状態となる。このようなヘキサゴナル II 相構造の脂質はエンドソーム膜と融合することが知られている。また，DOPE とホスファチジル酸からなる脂質も酸性条件下でエンドソーム膜と融合する。これらのリポソームは，pH によってリポソーム膜の安定性が変化するため，**pH 応答性リポソーム**（pH responsive liposome）と呼ばれている。

リポソームに pH 応答性ポリマーを導入することによっても核酸医薬や抗原のエンドソームからの脱出が可能になる。ポリエチルアクリル酸のようなポリカルボン酸は，中性環境下ではカルボキシル基がイオン化しているためリポソームに影響し

(a) ジパルミトイルホスファチジルコリン (DPPC)

(b) ジオレオイルホスファチジルエタノールアミン (DOPE)

(c) 3-メチルグルタリル化ポリグリシドール → pH 応答性ポリマー

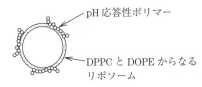

図 5.14 pH 応答性リポソーム

ないが，酸性条件下ではプロトン化したカルボキシル基がリポソーム膜を破壊する。リポソーム膜の破壊は，プロトン化したカルボキシル基がリポソームのリン脂質の極性頭部と水素結合を形成し，さらに疎水相互作用することによって，ポリマーとリン脂質のミセルが形成されるためと考えられている。ジパルミトイルホスファチジルコリン（DPPC）と DOPE のモル比が 1：1 の脂質に pH 応答性ポリマーであるメチルグルタリル化ポリグリシドールを添加したリポソーム（**図 5.14**）に，サルモネラ菌の破砕物を抗原として内包して鶏に投与すると，サルモネラ菌の感染を防ぐことができる。このような抗原を内包したリポソームは，リポソームワクチンと呼ばれている。この pH 応答性リポソームワクチンは，点眼薬として鶏の目から投与されたが，消化管における IgA 抗体の増強も認められているので，体内を循環して効果を発揮していると考えられる。

5.5.3 ペプチドリポソーム

リポソーム表面に 4 章で述べた Tat や GALA などのシグナルペプチドを導入することによって，細胞内動態を制御することができる。このような**ペプチドリポソーム**（peptide liposome）は，ペプチドで表面修飾したリポソームで，反応性官能基をあらかじめ導入したリポソームに水溶液中でペプチドと反応させることによって調製できる。また，リポソームの脂質分子とペプチドを架橋することによっても得ることができる。ジオレオイルホスファチジルコリン（DOPC），DOPE，ジオレオイルホスファチジルグリセロール（DOPG），およびコレステロールを 4：3：2：7 のモル比でもつリポソーム表面に，スベリン酸ジサクシンイミジルあるいはグルタルアルデヒドのような架橋剤の存在下でリンパ球性脈絡髄膜炎ウイルスの抗原ペプチドを導入したリポソームワクチンを CpG ODN とともにマウスに投与すると，このウイルスに特異的なヘルパー T 細胞の活性化に加え，細胞障害性 T 細胞が誘導され，効果的な抗ウイルス作用を示すことが見出されている。細胞障害性 T 細胞が活性化されるという事実は，このペプチドリポソームが抗原提示細胞のエンドソームから細胞質に脱出し，MHC クラス I によって提示されたことを意味している。このリポソームの疎水領域は不飽和脂肪酸でできている。しかしながら，DPPC，ジパルミトイルホスファチジルエタノールアミン，ジミリスチトイルホスファチジルグリセロールおよびコレステロールを 4：3：2：7 のモル比でもつ飽和脂質でできたリポソームでは，細胞障害性 T 細胞の活性化は観察されず，ウイル

スに対する防御効果は不飽和脂質のリポソームに比べて劣る。したがって，ペプチドリポソームをリポソームワクチンとして利用するためには不飽和脂質でリポソームを調製することが重要であることがわかる。細胞障害T細胞を活性化できるリポソームワクチンは，さまざまな感染症およびガンの免疫治療への応用が期待できる。

しかしながら，リポソーム表面にペプチドを直接導入する方法は収率が悪く，またペプチドのアミノ酸配列によっても収率が制限されるという問題がある。この問題を改善するために固相合成法が開発されている。ペプチドはポリスチレンビーズなどの担体上でアミノ酸を脱水縮合していく固相法によって合成される。この固相法によるペプチド合成において，ペプチドのN末端に脂質の親水性領域および疎水性炭化水素領域を順次縮合することでペプチドを結合した脂質分子を合成し，このペプチド脂質からリポソームを調製することで収率を大きく改善する合成方法が開発されている。固相合成法であらかじめペプチドを導入した脂質のリポソームを調製することにより，ペプチドの表面密度が高いリポソームを得ることができる。この合成方法で，膜のシグナルペプチドであるTatとpH感受性膜融合ペプチドであるGALAをリポソーム表面に導入しプラスミドDNAをデリバリーすると，ペプチド修飾していないリポソームはもとより，Tat単独およびGALA単独で表面修飾したそれぞれのリポソームよりも高い効率で形質転換することができる。これは，Tatによりエンドサイトーシスによる取込み効率が上がり，さらにGALAによってプラスミドDNAのエンドソームからの脱出が起こったためと考えられる。このようなペプチドリポソームは，DNAワクチンのみならず，siRNAやmiRNAなどの細胞質および核をターゲットとする核酸医薬に応用することができる。

5.5.4 プロテオリポソーム

ペプチドリポソームは，リポソーム表面にペプチドが結合している。これに対してタンパク質がリポソーム表面に結合しているものを**プロテオリポソーム**（proteoliposome）といい，ペプチドリポソームと区別することがある。プロテオリポソームは，基本的にはペプチドリポソームと同様な方法によって直接タンパク質をリポソーム表面に導入することができる。しかし，リポソームに膜タンパク質を導入する場合は異なる調製が必要である。

細胞膜には多くの膜タンパク質が存在し，それらは他の細胞との相互作用やシグナル伝達に重要な役割を果たしている。機能をもった膜タンパク質を導入すること

によってリポソームを機能化できるが，膜タンパク質は疎水性の膜貫通領域をもつため調製が難しい。一般的には，脂質および膜タンパク質を界面活性剤に可溶化し，界面活性剤を透析などの操作で除去することで調製できるが，界面活性剤を完全に除去できないなど調製操作の課題が残されている。また，膜タンパク質がリポソームの内側を向くのかあるいは外側を向くのかは制御することができない。さらに，調製操作中にタンパク質の立体構造が変化してしまうなどの問題もある。例えば，抗原が膜タンパク質のとき，立体構造が変わってしまったのでは抗原としての機能がなくなってしまう。

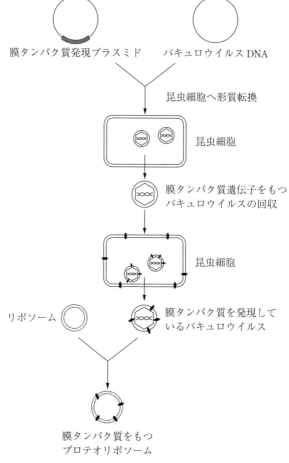

図5.15　膜タンパク質をもつプロテオリポソームの調整

膜タンパク質の機能を調べるときには，バキュロウイルスの表面に調べたい膜タンパク質を発現させる系が使われる．バキュロウイルスの表面では，細胞表面と同様の立体構造を保持したままの膜タンパク質を得ることができる．膜タンパク質の遺伝子をプラスミドに挿入し，バキュロウイルス DNA とともに昆虫培養細胞に形質転換すると，膜タンパク質の遺伝子をもったバキュロウイルスを得ることができる．このウイルスを培養した昆虫細胞に感染させると，目的の膜タンパク質が昆虫細胞の表面で大量に発現するが，バキュロウイルスの表面にも発現し，そのウイルスが昆虫細胞から放出される．このウイルスをリポソームと融合させることによって，立体構造を保持したままの膜タンパク質をリポソーム表面に導入することができる（**図 5.15**）．特定の細胞表面にのみ存在する受容体と結合する膜タンパク質をもつプロテオリポソームは，目的とする細胞に選択的に取り込まれる．膜タンパク質が抗原であり，この抗原である膜タンパク質の抗体を作製する際には，この正しい立体構造を保持した膜タンパク質が大量に必要である．プロテオリポソームは膜タンパク質の抗体生産にも有効な手段である．

5.5.5　リポソームと超音波による細胞質へのデリバリー

ペルフルブタン（C_4F_{10}）やペルフルオプロパン（C_3F_8）のような超音波造影ガスを封入したリポソームに超音波を照射すると，リポソームが破壊されジェット流が生じる．このジェット流が細胞の近傍で生じると細胞膜に小孔をあけることができる．この小孔から細胞近傍のプラスミド DNA を細胞内に導入することができる．このシステムではプラスミド DNA はリポソームには搭載されていない．すなわち，リポソームはジェット流を発生させるためのツールとしての役割しか果たしていない．しかしながら，この超音波造影ガスを封入したリポソームと IL-12 の遺伝子を組み込んだプラスミド DNA をマウスのガン組織に投与し，超音波（1 MHz，0.7 W/cm^2，1 分間）を照射すると，プラスミド DNA はガン細胞に取り込まれ，IL-12 が発現することによって，抗腫瘍免疫反応により腫瘍が小さくなることが報告されている．この効果は，カチオン性リポソームによるデリバリーに比べて顕著に高い．この超音波造影ガスを封入したリポソームのシステムでは，プラスミド DNA はエンドサイトーシスで取り込まれるのではなく，細胞膜に開いた一過性の小孔から取り込まれる．しかし，多くのプラスミド DNA 分子が細胞質に直接取り込まれることによって，核内に移動できるプラスミド DNA の分子数も多くなると考えられる．

また，超音波を使うことによって，短時間でプラスミドDNAを細胞内に導入することができる．培養細胞では1秒間の超音波照射でもプラスミドDNAの細胞内への導入が観察されている．

さらに，このシステムは血液が流れているような環境でも，プラスミドDNAを血管壁の内皮細胞に導入できる．流れがある環境下では細胞とプラスミドDNAとの接触時間が短いが，超音波を照射することによって，瞬時にプラスミドDNAを細胞内に導入することができる．プラスミドDNAを導入したい部位のみに照射すれば，目的とする組織にのみ作用させることができるという大きな利点がある．この方法は，プラスミドDNA以外にもあらゆる核酸医薬やタンパク医薬に応用することが可能である．

5.5.6 核内へのデリバリー

DNAワクチンなどの核酸医薬は核内にデリバリーする必要がある．一般に，リポソームに搭載したDNAが細胞質に脱出すると，一部のDNAは核内に移動する．細胞質に脱出したDNAがどのような機構で核内に移動するかについては不明な点が多い．pH応答性リポソームによるDNAのデリバリーでは，エンドソームからの脱出効率とDNAの核内への移行が正の相関を示す．このような受動的なDNAの核内への移動ではなく，能動的にDNAを核内に送達させるためのリポソームによるデリバリーシステムが考案されている．DOPEとカルジオリピン（ジホスファチジルグリセロール，図5.16）からなるリポソームは核膜と融合する能力を有している．そこで，まずカチオン性ポリマーにDNA医薬を結合させ，これをDOPEとカルジオリピンからなる核膜融合リポソームに封入し，さらにこれをエンドソームからの脱出が可能なDOPEとコレステロールコハク酸からなるリポソームに封入する．この多重リポソームを樹状細胞に与えると，エンドサイトーシスで取り込まれた多重リポソームの最外殻のDOPEとコレステロールコハク酸がエンドソー

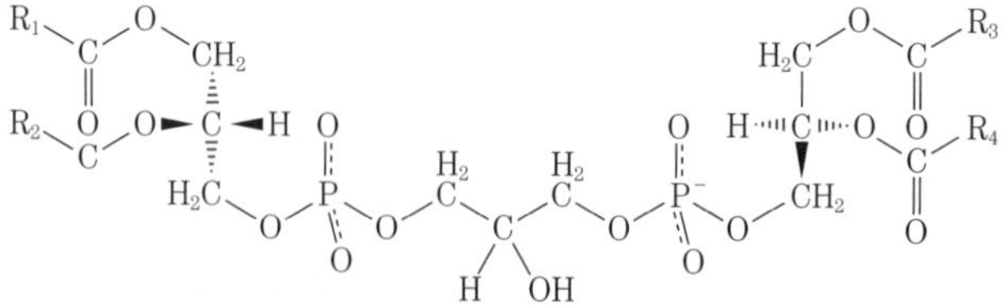

図5.16 カルジオリピン（ジホスファチジルグリセロール）の構造式

ム内の酸性環境に応答し,このリポソームを細胞質に脱出させる.脱出したリポソームの最外殻は DOPE とカルジオリピンからなっているので,このリポソームは核膜と融合し,DNA が核内にデリバリーされる.このシステムでは,細胞内のエンドソーム膜および核膜という DNA デリバリーのための障壁をそれぞれのステップごとに乗り越えていく,という戦略の下にリポソームの設計を行っている.

5.6 リポソームの体内動態制御

DNA や RNA などの核酸をそのままマウスに静脈注入すると,数時間で体内から排出されてしまう.核酸医薬をリポソームなどのキャリア粒子に搭載させることによって血中での滞留時間を長くすることができ,排出される前に目的組織あるいは目的細胞に核酸医薬をデリバリーすることができる.

リポソームなどのキャリア粒子は,抗原提示細胞のような貪食細胞に捕食されやすい.これは,樹状細胞やマクロファージなどに核酸医薬をデリバリーするときには有利である.すなわち,樹状細胞の TLR9 に CpG ODN をデリバリーすることを目的とするとき,あるいはマクロファージの細胞質 DNA 受容体に dsDNA をデリバリーすることを目的とするには適している.しかしながら,非免疫細胞に核酸医薬をデリバリーする目的には適していない.なぜなら,核酸医薬が非免疫細胞に到達する前に,樹状細胞やマクロファージなどに捕食されてしまうからである.

リポソームの表面に**ポリエチレングリコール**(polyethylene glycol, **PEG**,図**5.17**)を導入すると,貪食細胞に捕食されにくくなる.PEG はエチレングリコールが重合したポリマーで,重合度によって分子量が $1\,000\sim50\,000$ Da(g/mol)までのものがある.リポソームの修飾には,分子量 2 000 の PEG が用いられることが多い.マクロファージなどの貪食細胞は,自分の細胞表面よりも疎水性の高い表面をもつ粒子を好んで取り込む性質をもっている.リポソームの表面には親水性末端が露出しているが,貪食細胞の表面よりも親水度は低いため捕食されやすい.PEG

(a) エチレングリコール　　(b) ポリエチレングリコール

図 **5.17** エチレングリコールとポリエチレングリコールの構造式

で修飾することにより，リポソーム表面に50Å（オングストローム）程度の水和層を形成することができる。これにより親水度を高め，マクロファージのような貪食細胞による捕食を逃れることができる。このような PEG で修飾したリポソームは**ステルスリポソーム**（stealth liposome）と呼ばれている。ステルスという名前は，敵のレーダーに捕捉されないステルス戦闘機に由来する。さらに PEG によって血中での滞留時間も長くなる。ガン組織に免疫制御作用のある核酸医薬やガンワクチンなどをデリバリーする場合は，PEG 修飾リポソームを用いると貪食細胞に捕食されず，さらに直径が 100 nm 以下であれば，ガン組織の血管壁の隙間を通ってこれらの薬剤をデリバリーすることができる。また，100 nm 以下のサイズのナノ粒子は，貪食細胞による捕食を避けることができる。一般に，樹状細胞やマクロファージは，100 nm 以上のサイズの粒子を好んで貪食する性質がある。ただし，ナノ粒子は集塊を形成しやすいので，粒子1個のサイズが 100 nm 以下であっても，集塊を形成することによって実際に細胞に作用するときには数百 nm から数 μm となる場合がある。

　リポソーム表面の PEG 修飾により血中滞留時間を延長することができるというメリットがある反面，デメリットもある。それは，PEG によりリポソームが安定化するため，エンドサイトーシスで細胞に取り込まれてもエンドソームからの脱出が困難となることである。すなわち，リポソームとエンドソーム膜との相互作用が PEG によって阻害されることによって，エンドソームからの脱出を促進するようなリポソームにおいても，その効果を十分に発揮することができなくなってしまう。これは，核酸医薬や抗原をエンドソームあるいはリソソームにデリバリーするときには好都合であるが，細胞質あるいは核にデリバリーするときには深刻な問題となる。この問題を解消する一つの方法として，PEG で修飾したリポソームで血中滞留時間を延長し，目的とする組織にデリバリーした後に，PEG を切り離す方法が考案されている。例えば，ガン組織に核酸医薬や抗原をデリバリーする際に，ガン組織で過剰発現しているマトリックスメタロプロテアーゼで分解されるリンカーを介して PEG をリポソーム表面に結合させることにより，ガン組織に到達した後に PEG が切り離され，リポソームのみが細胞に取り込まれるようになる。このようなリポソームはエンドソームからの脱出が可能となる。

5.7 エクソソームのナノキャリアへの応用

　エクソソーム（exosome）とは，細胞から分泌される 100 nm 程度の脂質二重膜構造をもつ小胞である。近年，このエクソソームに miRNA が含まれていることが明らかとなった。細胞内で生成した miRNA は，同じ細胞内の遺伝子の発現を抑制すると思われていた。しかし，miRNA を含むエクソソームは，他の細胞に取り込まれることがわかり，エクソソームは miRNA をデリバリーする天然のリポソームとして機能していると考えられるようになった。

　このような機能をもつエクソソームを天然のリポソームとして利用した核酸医薬の組織特異的デリバリーが開発されている。エクソソーム膜には LAMP-2 というタンパク質が発現している。LAMP-2 の遺伝子に狂犬病ウイルス特異的糖タンパク質である RVG 遺伝子を融合したベクターをマウス樹状細胞に形質転換し，この形質転換した細胞からエクソソームを回収すると，表面に LAMP-2-RVG を発現しているエクソソームを得ることができる。RVG は，神経細胞のアセチルコリン受容体に選択的に結合するので，このエクソソームによって神経細胞特異的なデリバリーを行うことができる。このように，細胞種特異的な膜タンパク質に結合するリガンドタンパク質を LAPM-2 に融合させることによって，さまざま細胞種へのターゲティングが可能になる。siRNA や DNA などの核酸医薬は，回収したエクソソームにエレクトロポレーションで導入することができる。エクソソームをマウスにそのまま静脈投与すると，投与されたエクソソームは脾臓や肝臓，腎臓に蓄積する。一方，RVG を発現しているエクソソームは，中脳，線条体，皮質などの脳組織に到達することが示唆されている。一般に，脳へ薬剤をデリバリーする場合は，薬剤のキャリアとなるナノ粒子が血液脳関門を通過しなければならない。エクソソームはこの血液脳関門という障壁を通過することができると考えられる。また，エクソソームを投与したマウスの血液では，IL-6, TNF-α, IFN-αの濃度に変化がないので，これらのサイトカインに伴う副作用は小さいと考えられる。しかしながら，エクソソームには miRNA をはじめさまざまな生体成分が含まれている。これらが取り込まれた細胞で不都合な生体反応を誘導し，それが副作用となる懸念がある。また，エクソソームの効率的な回収方法の検討など開発課題も多いが，魅力的なキャリアとして今後さらに応用が進むと思われる。

5.8 リポソームによる薬剤の放出制御

飽和脂肪酸の**相転移**(phase transition,図5.18)を利用したリポソームからの薬剤の放出制御が報告されている。疎水領域がパルミチン酸のように飽和脂肪酸のリン脂質は,低温下では飽和脂肪酸がすべてトランスに並んでいるためゲル状で流動性が低い。しかしながら,相転移温度以上まで加温すると飽和リン脂質は流動性が増し,それにより飽和リン脂質膜の透過性も向上する。このとき,リポソームの内圧が高ければ,内包している薬剤を流動性が増加したリン脂質膜に透過させることができる。リポソームの内圧を高める工夫としてグルコン酸ナトリウムによって内水相の浸透圧を高めて薬剤を内包すると,相転移温度である38℃以上でデキストランのような高分子物質もリン脂質膜を透過させることができる。このような温度応答性リポソームにより,高分子の核酸医薬やタンパク質・ペプチド医薬などの放出制御もできると考えられる。相転移温度はリン脂質組成に依存し,リン脂質の脂肪酸が大きいほど相転移温度は高くなり,不飽和脂肪酸をもっていると相転移温度は低くなる。また,コレステロールが存在すると,そのかたい骨格のために相転移温度の変化の幅が広がり,ゆるやかに変化するようになる。したがって,リン脂質の組成を変化させることによって膜透過性を制御することができる。

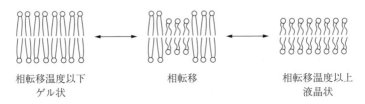

相転移温度以下　　　相転移　　　相転移温度以上
ゲル状　　　　　　　　　　　　　　液晶状

図5.18 脂質の相転移

リポソームによって薬剤の体内動態あるいは細胞内動態を制御する研究は数多く行われているが,一方,リポソームによる薬剤の放出を制御する研究はそれほど多くない。これは,リポソームによって薬剤の放出を制御することが難しいためである。

6 ポリマーキャリア

6.1 ナノキャリアとしてのポリマー

ポリマーには**合成ポリマー**（synthetic polymer）と**天然ポリマー**（natural polymer）がある。合成ポリマーには，目的組織へのターゲッティングや薬剤の放出制御などさまざまな機能を付与することができる。一方，天然ポリマーは自然界に存在する分子であるため機能面では合成ポリマーに比べて制限があるが，われわれが食べたり，あるいはわれわれ自身がもっている分子を利用するため，安全性の高いシステムを構築することができる。また，天然ポリマーの多くは体内の酵素によって分解されるという利点もある。ポリマーを薬剤のキャリアとして用いる場合，ポリマー分子に薬剤を直接結合させる方法と，ポリマーを粒子化して薬剤を担持する方法がある。前者では，PEG に IFN-α を結合させたものが C 型肝炎治療薬として認可されている。また，PEG に TNF 抗体を結合させたものがリウマチ治療薬として開発されている。PEG と結合させることにより，IFN-α や抗 TNF 抗体を単独で用いたときに比べて血中の滞留時間が長くなり，その結果，目的組織に到達する量を増やすことができる。粒子化したポリマーは，粒子にさまざまな機能を付与することにより，薬剤をそのまま投与するよりも少量で効果を発揮することが期待できる。これまでにドラッグデリバリーのためのキャリアとしてさまざまなポリマーが開発されている。多くのポリマーは，抗ガン剤などの低分子化合物，あるいはガンをターゲットとした siRNA や遺伝子治療のためのプラスミド DNA のキャリアとして研究開発されている。イムノセラピーを目的としたポリマーキャリアの研究は多くはないが，ガンをターゲットとした siRNA やプラスミド DNA のためのポリマーキャリアは，イムノセラピーのための核酸医薬にも応用することができる。また，タンパク質のためのポリマーキャリアは抗原タンパク質や抗原ペプチドのキャリア

として応用することができる。

キャリアとしてのポリマーは合成ポリマーと天然ポリマーに大別できるが，天然ポリマーに合成ポリマーを結合させたハイブリッド型ポリマーも開発されている。本章では，天然ポリマーは生物から抽出されたポリマーとし，ポリアミノ酸のようにモノマーは生体成分であるが，合成によってつくられる生体成分由来のポリマーは合成ポリマーとして扱う。

6.2 合成ポリマー

6.2.1 カチオン性ポリマー

核酸は負に帯電しているので正電荷をもつ**カチオン性ポリマー**（cationic polymer）は静電的相互作用によって核酸と複合体を形成することができる。この複合体は**ポリプレックス**（polyplex）と呼ばれ，プラスミドDNAやsiRNAなどのデリバリーに応用されている。

核酸医薬デリバリーに利用されているカチオン性ポリマーには，**ポリエチレンイミン**（polyethylenimine，**PEI**）や**ポリ-L-リシン**（poly-L-lysine）などがある（図6.1）。また，天然ポリマーのキトサン（図6.15(b)参照）も核酸医薬のキャリアとして利用されている。これらのカチオン性ポリマーはアミノ基をもち，核酸に対して過剰に添加すると複合体はナノサイズの粒子となる。このナノ粒子はカチオン性ポリマーが過剰にあるので正に帯電している。細胞の表面は負に帯電しているので，正電荷をもつナノ粒子は細胞に取り込まれやすくなる。また，ナノ粒子となる

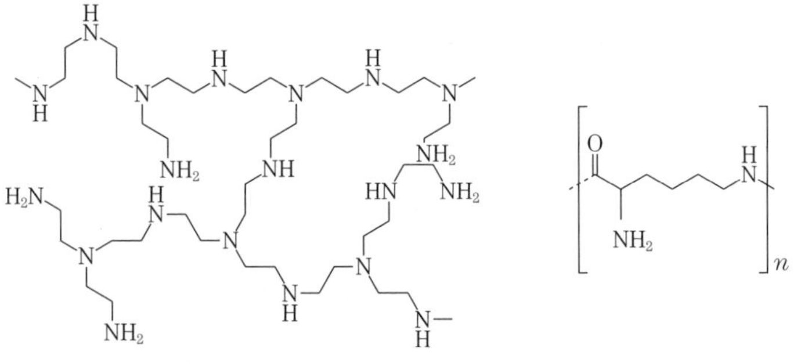

(a) 分枝状ポリエチレンイミン　　　　(b) ポリ-L-リシン

図6.1 ポリエチレンイミンとポリ-L-リシンの構造

ことで細胞にエンドサイトーシスで取り込まれ，一度に多くの核酸分子を細胞に送り込むことができる。しかしながら，カチオン性ポリマーと核酸の複合化ナノ粒子は，その正電荷によって細胞毒性や血清中のタンパク質などの非特異的吸着が起こる，という副作用が問題になることもある。

　核酸医薬デリバリーのために最もよく利用されているのはPEIである。PEIは核酸と複合体を形成することにより数十nmから100nmのナノ粒子となる。PEIにはさまざまな分子量のものがあるが，核酸医薬のデリバリーでは600～25 000 Daの分子量のものがよく使われる。低分子量のPEIはエンドソームに留まり，25 000 Daのような高分子量のPEIはエンドソームから細胞質に脱出する性質がある。高分子量PEIのエンドソームから細胞質への脱出は**プロトンスポンジ効果**(proton-sponge effect)によるものである。プロトンスポンジ効果はpHの低下によってプロトンを吸収する現象である。エンドソームの膜にはV-ATPaseというプロトンポンプがあり，プロトンをエンドソームに輸送することによってエンドソーム内のpHは5～6の弱酸性になっている。エンドソーム内に高分子量のPEIがあるとプロトンを吸収するため，エンドソーム内の弱酸性の環境を維持しようとしてプロトンポンプが細胞質からプロトンを引き入れる。エンドソームにプロトンが輸送されると細胞質との電荷的平衡が崩れるため，エンドソームにはアニオンも一緒に取り込まれる。そのためエンドソーム内の浸透圧が高くなり，この浸透圧を解消するために細胞質からエンドソームに水の移動が起こり，この水の移動によりエンドソーム膜が破壊される。すなわち，高分子量PEIのエンドソームからの脱出は，エンドソーム膜との融合ではなく膜の破壊によるものである。プロトンスポンジ効果はアミノ基が多いポリマーほど高い効果を示すため，高分子量のPEIのほうが低分子量のPEIよりもエンドソームからの脱出効率はよい。したがって，DNAワクチンや細胞質DNA受容体と相互作用するdsDNA，あるいはsiRNAやmiRNAなどのイムノセラピーのための核酸医薬を核内あるいは細胞質にデリバリーするためには，高分子量のPEIが適している。一方，CpG DNAやssRNA，dsRNAなどエンドソームに受容体が存在する核酸医薬をデリバリーするときには，エンドソームからの脱出は必要ないので，低分子量のPEIのほうが適している。高分子量PEIはエンドソームからの脱出効率が高いので核酸医薬の核内あるいは細胞質へのデリバリーに応用できるが，その反面，高分子量PEIには細胞毒性があり，臨床応用には至っていない。PEIには直鎖状と分枝状の構造があり，分枝状構造のPEIのほう

が核酸医薬の細胞質へのデリバリー効率が高いという報告もあるが，分子量の影響に比べると構造の影響は大きいとはいえない．

PEIは細胞毒性があり，また血清中のタンパク質の非特異的吸着も副作用の原因となることが指摘されている．細胞傷害性やタンパク質の非特異的吸着は，PEIの正電荷が原因である．PEIと核酸の複合体ナノ粒子の表面をアニオン性のγ-ポリグルタミン酸（γ-polyglutamic acid, γ-PGA）で被膜すると，ナノ粒子の表面は負に帯電し，細胞毒性もタンパク質の非特異的吸着も軽減される．表面が負に帯電した粒子は細胞表面の負電荷と反発するので取込み効率が低下するが，γ-ポリグルタミン酸で被膜したナノ粒子はγ-ポリグルタミン酸が受容体と結合してエンドサイトーシスで取り込まれるので，取込み効率は低下しないと考えられる．

さらに，PEIは，それ自身にアジュバントとしての作用があることが見出されている．ワクチンとともにPEIをマウスに投与すると，インフルエンザウイルスの感染を防御でき，その効果はアラムなどのアジュバントよりも高い．PEIのアジュバントとしてのメカニズムはわかっていないが，PEIは炎症性サイトカインなどを誘導するので，誘導されるサイトカインがアジュバント効果に寄与している可能性が考えられる．

6.2.2 ポリマー粒子の構造

合成ポリマーでも天然ポリマーでも粒子化においては，多くの場合，粒子の形成はポリマーと溶媒の親和性に依存する．

水溶性ポリマーに疎水性側鎖を導入すると，水中で，疎水性側鎖を内側に配置するように折りたたまれた単一ポリマーミセル（ユニマーミセル）となる（**図6.2(a)**）．天然ポリマーである水溶性多糖のプルランやフコイダンなどに疎水性側鎖を導入することによっても同様のユニマーミセルが形成される．また，親水性ポリマーと疎水性ポリマーが直列につながった両親媒性ブロックコポリマーは，水中で疎水性ポリマー同士が内側に凝集したポリマーミセルを形成する（図(b)）．

水に溶解した水溶性ポリマーを，ポリマーが溶解しない溶媒に分散（乳化）させるとエマルションとなる．これを減圧下で溶媒を蒸発させるとポリマー微粒子を得ることができる．

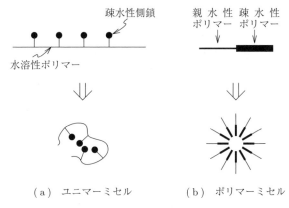

図6.2 ポリマーが形成するミセル

6.2.3 生分解性合成ポリマー

薬剤を搭載し運搬するナノキャリアが細胞内で分解してしまえば生体内に留まることはないので,安全性の面で優れているといえる。また,ナノキャリアが分解することによって,搭載していた薬剤を放出できるという利点もある。このように体内で分解されるポリマーを**生分解性ポリマー**(biodegradable polymer),あるいは**生体吸収性ポリマー**(bioabsorbable polymer)という。天然ポリマーは酵素によって分解されるが,合成ポリマーにも生分解性を有するものがある(**表6.1**)。生分解性の代表的な合成ポリマーは,**ポリ乳酸**(polylacitic acid, **PLA**),**ポリグリコール酸**(polyglicolic acid, **PGA**),**PLGA**(poly(lactic-co-glycolic acid)),ポリカプトラクトン,ポリブチレンサクシネートなどの**脂肪族ポリエステル**(aliphatic polyester)である(**図6.3**)。脂肪族という用語は芳香族(環状不飽和炭化水素)と対比し,脂肪族化合物という場合は芳香族をもたない炭素化合物のことをいう。

表6.1 代表的な生分解性ポリマー

天然ポリマー
多糖:アルギン酸,ヒアルロン酸,キチン,キトサン など
タンパク質:コラーゲン,ゼラチン,アルブミン など
合成ポリマー
脂肪族ポリエステル:ポリ乳酸,ポリグリコール酸,ポリ(ε-カプロラクトン),ポリエチレンサクシネート,ポリブチレンサクシネート など
ポリオール:ポリビニルアルコール など
ポリカーボネート:ポリエステルカーボネート など

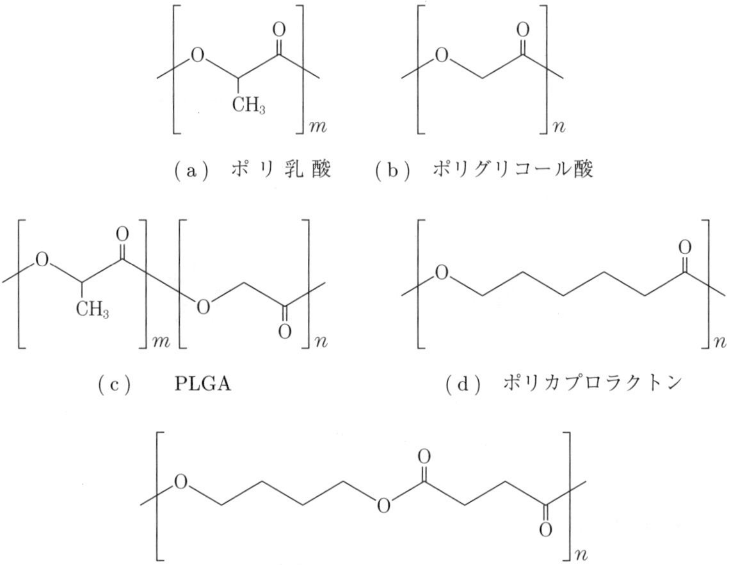

(a) ポリ乳酸　(b) ポリグリコール酸

(c) PLGA　(d) ポリカプロラクトン

(e) ポリブチレンサクシネート

図6.3　生分解性脂肪族ポリエステル

合成ポリマーの生体内における分解は，天然高分子と違い酵素非依存的な加水分解であるので，合成ポリマーの化学結合や親水化度，あるいは結晶化度などが分解速度に影響を与える．

6.2.4 脂肪族ポリエステル

薬剤のキャリアとして最もよく研究されている脂肪族ポリエステルは，ポリ乳酸とポリグリコール酸の共重合体であるPLGAである．**共重合体**（coplymer）は，2種以上のモノマーを重合させて得られるポリマーである．共重合体は，モノマーの配列の仕方によって，**ランダム共重合体**（randam copolymer），**交互共重合体**（alternating copolymer），**ブロック共重合体**（block copolymer），および**グラフト共重合体**（graft copolymer）に分類することができる（**図6.4**）．ランダム共重合体は2種のモノマーの配列に規則性がないポリマーであり，交互共重合体は2種のモノマーが交互に配列されたポリマーである．ブロック共重合体は，同種のモノマーが重合してポリマーを形成し，そのポリマーに他種のモノマーが重合したポリマーが付加された構造をとる．グラフト共重合体は，同種のモノマーが重合した直鎖状の

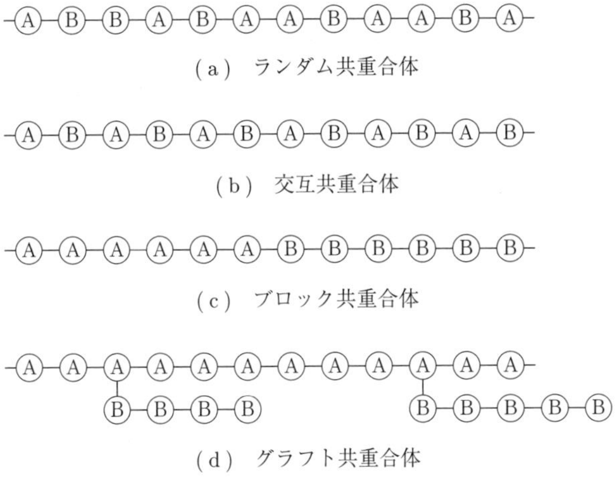

```
-Ⓐ-Ⓑ-Ⓑ-Ⓐ-Ⓑ-Ⓐ-Ⓐ-Ⓑ-Ⓐ-Ⓑ-Ⓐ-
```
(a) ランダム共重合体

```
-Ⓐ-Ⓑ-Ⓐ-Ⓑ-Ⓐ-Ⓑ-Ⓐ-Ⓑ-Ⓐ-Ⓑ-Ⓐ-
```
(b) 交互共重合体

```
-Ⓐ-Ⓐ-Ⓐ-Ⓐ-Ⓐ-Ⓐ-Ⓑ-Ⓑ-Ⓑ-Ⓑ-Ⓑ-
```
(c) ブロック共重合体

```
-Ⓐ-Ⓐ-Ⓐ-Ⓐ-Ⓐ-Ⓐ-Ⓐ-Ⓐ-Ⓐ-Ⓐ-Ⓐ-
   Ⓑ Ⓑ Ⓑ Ⓑ           Ⓑ Ⓑ Ⓑ Ⓑ Ⓑ
```
(d) グラフト共重合体

図 6.4 2種のモノマーから合わされる共重合体

ポリマーに枝分かれしたように他のポリマーが付加された構造である。

ポリ乳酸には，構成単位である乳酸モノマーの立体配置により，ポリ-L-乳酸とポリ-D-乳酸，およびラセミ体であるポリ-DL-乳酸の構造がある。ポリ乳酸の生体内での酵素非依存的分解はアモルファス構造のほうが分解が進みやすいので，ラセミ体であるポリ-DL-乳酸のほうが，ポリ-L-乳酸やポリ-D-乳酸よりも分解されやすい。

ポリ乳酸やポリグリコール酸は，環状二量体モノマーであるラクチドおよびグリコリドを触媒であるオクチル酸スズやアルミニウムの存在下で**開環重合**（ring-opening polymerization）することによって合成することができる（**図6.5**）。ポリ乳酸とポリグリコール酸を共重合すると PLGA を得ることができる。PLGA はポリ乳酸よりも結晶化度が低いので分解されやすい。PLGA の生体内での分解は，乳酸とグリコール酸の組成比によって変化し，組成比が 1:1 のときに最も速い分解速度が得られ，この比から外れるほど分解速度は遅くなる（**図6.6**）。これは，乳酸とグリコール酸の組成比の違いで**ガラス転移温度**（glass transition temperature）が異なるためである。

ガラス転移温度とは，結晶化していない非結晶物質が，低い温度ではかたいが温度を上げていくとゴムのようにやわらかくなるその境目の温度のことである。ガムは食べる前はかたいが，口に入れるとやわらかくなる。これは，ガムのベースであ

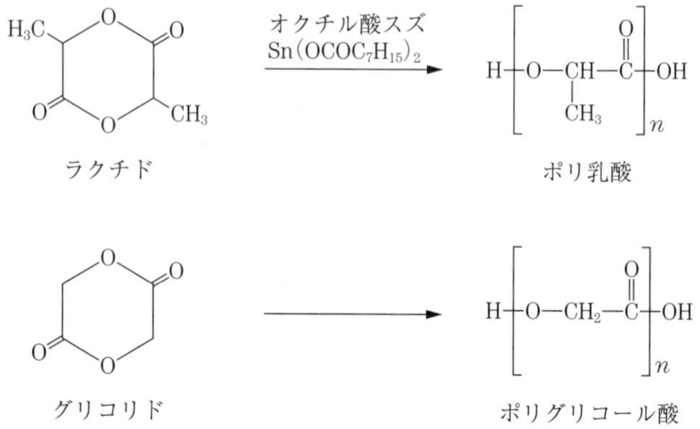

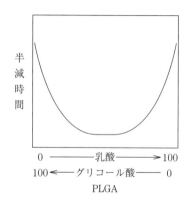

図6.5 ポリ乳酸およびポリグリコール酸の合成

図6.6 PLGAの分解

るポリ酢酸ビニルのガラス転移点が体温よりも低い30℃ぐらいにあるためである。ガラス転移温度以下の温度での非結晶物質の状態を**ガラス状態**（glassy state），ガラス転移温度以上での状態を**ラバー状態**（rubber state）という。ガラス状態のPLGAは加水分解で非酵素的に分解されるが，ラバー状態では酵素的に分解される。体内でPLGAから分解されて生じる乳酸とグルコール酸は，トリカルボン酸回路で酵素分解され最終的に水と二酸化炭素となる。

6.2.5 ポリマーの粒子化

ポリマーはエマルション法により粒子化することができる。エマルションは，水が分散している油，あるいは油が分散している水のことをいい，前者を **water in**

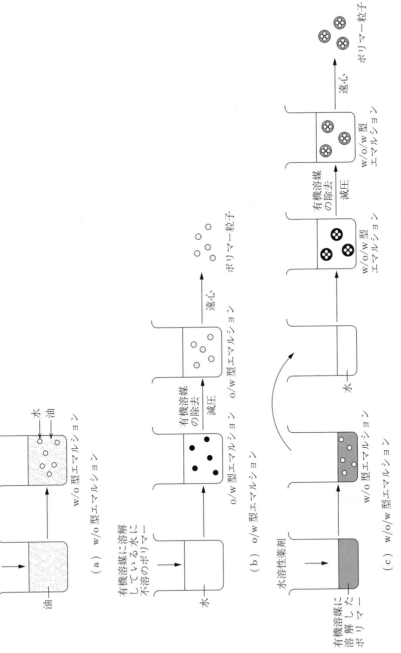

図 6.7 エマルション形成によるポリマー粒子の作製

oil（w/o）型エマルション（図6.7(a)），後者をoil in water（o/w）型エマルションと呼ぶ（図(b)）。油に水が分散している状態，あるいは水に油が分散している状態は乳化という。前章で述べたリン脂質は親水性と親油性の末端を併せもっているので乳化剤と呼ばれる。バターやマーガリンはリン脂質が水滴を取り囲み油に分散しているのでw/o型エマルションであり，マヨネーズや生クリームはリン脂質が油滴を取り囲み水に分散しているのでo/w型エマルションである。薬剤および薬剤のキャリアとなるポリマーが共に水溶性の場合，これらの混合溶液を油中に分散させるとw/o型のエマルションとなる。油中に分散した水滴には薬剤とポリマーが含まれているが，このエマルションにグルタルアルデヒドやホルムアルデヒドなどでポリマーと薬剤を架橋し，乾燥させると粒子状となる。

　薬剤および薬剤のキャリアとなるポリマーが共に疎水性の場合は，o/w型のエマルションを調製し液中乾燥法により粒子化する（図(b)）。例えば，水に不溶のポリ乳酸を疎水性の薬剤のキャリアとするときは，ポリ乳酸と薬剤を塩化メチレンなどの低沸点の有機溶媒に溶解して水中に分散させると，薬剤を担持したポリ乳酸のエマルションができる。これを減圧や加圧すると塩化エチレンが水相を介して蒸発し，薬剤を担持したポリ乳酸粒子を得ることができる。

　水に不溶性のポリ乳酸やPLGAのようなキャリアに核酸医薬などの水溶性の薬剤を担持したい場合は，w/o/w型エマルションを調製する（図(c)）。水溶性薬剤を少量の水に溶解し，これを有機溶媒に溶解したポリマーに分散してw/o型エマルションを調製した後，さらにこの一次エマルションを水に分散させると二重構造のw/o/w型のエマルションを得ることができる。これを減圧あるいは加圧によって液中乾燥させると，水溶性薬剤を担持したポリマー粒子を得ることができる。

6.2.6　PLGAナノ粒子によるイムノセラピー

　直径約200 nmのPLGAナノ粒子に核酸医薬であるNFκBデコイODNを担持させ，ラットあるいはマウスに経口，経鼻および経皮投与した例がある。炎症性大腸炎を発症しているラットにNFκBデコイODNを担持したPLGAを経口投与すると，腸でPLGAが分解しデコイODNを放出する。また，肺高血圧症ラットにNFκBデコイODNを担持したPLGAを経鼻投与すると，肺動脈で血圧が降下し，生存率が向上することが認められている。さらに，PLGAナノ粒子は腸や肺などの粘膜層からの作用のみならず，皮膚の角質層を通過し真皮層に移動できるため，NFκBデコ

イ ODN のキャリアとしてアトピー性皮膚炎の治療などの応用も期待される。

また，PLGA 単独ではないが，PLGA に陽イオン性の界面活性剤である臭化ヘキサデシルトリメチルアンモニウム（CTAB）を混合した粒子に DNA ワクチンを担持し，筋肉注射，皮下注射，あるいは経鼻投与することによる口蹄疫ウイルスの感染防御，PLGA 粒子の表面を PEI でコートし，DNA ワクチンを静電的相互作用で結合させた粒子を筋肉注射あるいは皮下注射で投与するリンパ腫治療への応用研究が行われている。

6.2.7 ポリ乳酸-PEG ブロック重合体粒子

L-ラクチドに PEG を共存させて重合させると，PEG の両端にポリ-L-乳酸のセグメントをもつトリブロック共重合体ができる（図 6.8）。PEG の両端にポリ-L-乳酸セグメントができるのは，PEG が両末端に反応性基をもつ**テレケリックポリマー**（telechelic polymer）であるためである。このトリブロック共重合体は両端のポリ-L-乳酸セグメントが疎水性で，それらに挟まれた PEG セグメントが親水性であるため，**ミクロ相構造**（micro phase separation）をとることがある。ミクロ相構造は，2種のポリマーを混合したとき，均一に混ざり合っていない状態の構造である。ポリ-L-乳酸と PEG のトリブロック共重合体では，ポリ-L-乳酸と PEG の重量比を変えることによってミクロ相構造を変化させることができる。核酸医薬などの水溶性薬剤をこのトリブロック共重合体に担持すると，水溶性薬剤は親水性の PEG セグメントに分布する。PEG セグメントに担持されている水溶性薬剤はポリ-L-乳酸の相を通過して放出される。したがって，PEG セグメントに担持された水

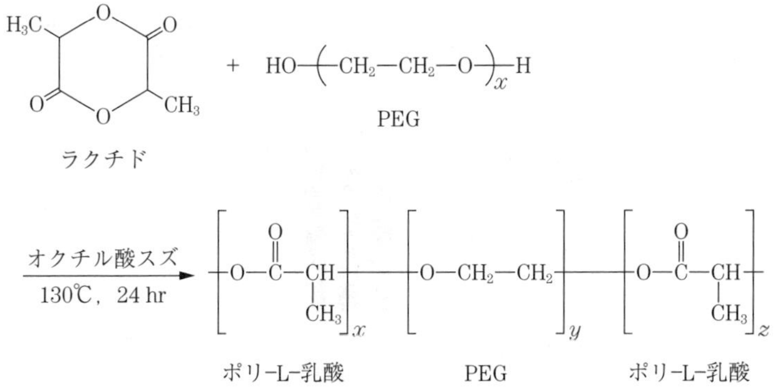

図 6.8 ポリ-L-乳酸と PEG のトリブロック重合体の合成

溶性薬剤の放出はミクロ相構造に依存する。ポリ-L-乳酸とPEGのトリブロック共重合体にポリ-L-乳酸のホモポリマーをさらにブレンドすることでミクロ相構造を大きく変えることができ，水溶性薬剤の放出を制御することができる。

6.2.8 ポリマーミセル

性質の異なるポリマーをつなげたブロック共重合体を，一方のポリマーセグメントについては良溶媒で，もう一方のポリマーセグメントには貧溶媒であるような溶媒に溶解させると，溶解性の低いポリマーセグメントが内側に凝集され，溶解性の高いポリマーセグメントが外側に並んだ多分子の会合体となる。このような会合体を**ポリマーミセル**（polymer micelle）という。ポリマーミセルの内側は内核（コア），外側は外殻（シェル）と呼ばれる。ポリマーミセルは，外殻によって外界と仕切られているため内核を薬剤のリザーバーとして利用することができる。

親水性のPEGと疎水性のポリマーのブロック共重合体は，水中で直径数10 nmのポリマーミセルを形成する。内核は疎水性であるので疎水性薬剤のリザーバーと

コラム⑨

ミクロ相構造

異種のポリマーを混合して均一に混ざり合うことを**相溶性**（compatibility）という。しかし，異種のポリマーが相溶性を示すことは稀で，多くの場合，ポリマーが不均一に分散し相分離構造を形成する。一般に，マイクロメートル以上の相分離構造の形態を**マクロ相分離**（macro phase separation），マイクロメートル以下の相構造を**ミクロ相分離**（micro phase separation）として区別している。ミクロ相構造には，海島状，シリンダー状，ラメラ状，などがある。このような異種ポリマーの混合によって相分離構造を制御した新材料は，**ポリマーアロイ**（polymer alloy）と呼ばれている。

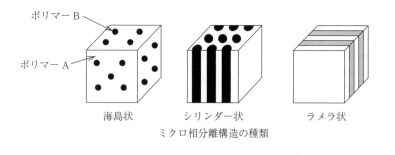

ミクロ相分離構造の種類

なる（図 6.9(a)）。疎水性のポリアスパラギン酸のカルボキシル基に疎水性のアドリアマイシンという抗ガン剤をアミド結合を介して導入し PEG とつなげたブロック共重合体は，水中で内核にアドリアマイシンを内包した直径 50 nm 程度の

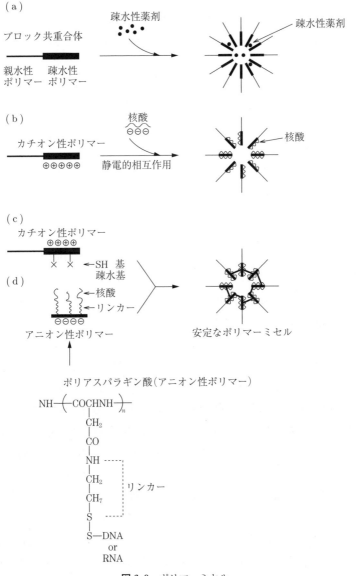

図 6.9　ポリマーミセル

ミセルとなる。ポリアスパラギン酸はポリアミノ酸なので生体内では分解される。

核酸医薬のような負電荷薬剤を内包したポリマーミセルは，PEGなどの親水性ポリマーとカチオン性ポリマーのブロック共重合体を利用してつくることができる（図(b)）。カチオン性ポリマーとして，ポリ-L-リシンなどのポリアミノ酸が利用される。プラスミドDNAやsiRNAなどの核酸医薬は，ポリ-L-リシンと静電的相互作用で結合して内核となり，PEGが外核を形成する。形成されるミセルのサイズは，ブロック共重合体中のリシン残基の濃度と核酸のリン酸基濃度の比（リシン残基濃度：リン酸濃度）に依存する。PEGの分子量が12 000 Da，ポリ-L-リシンの重合度が48のブロック共重合体とプラスミドDNAから形成されたミセルの直径は，この比が2のとき約80 nmであり，この比が小さくなるとサイズは大きくなる。カチオン性ポリマーにチオール基（SH基）を導入してジスルフィド架橋したり（図(c)），あるいは疎水相互作用のための疎水基を導入することによって内核の安定性を高めることができる。また，核酸をポリアスパラギン酸のようなアニオン性ポリマーにグラフト重合させることによっても，内核の安定性を高めることができる（図(d)）。

核酸医薬のエンドソームからの脱出を容易にするために，PEGとポリアスパラギン酸のブロック共重合体のポリアスパラギン酸に正電荷をもつエチレンジアミンユニットを導入し，静電的相互作用により核酸医薬を内核に内包するミセルも開発されている（**図6.10**(a)）。エチレンジアミンは中性条件ではモノプロトン型であるが，酸性条件ではジプロトン型となり（図(b)），それによってエンドソーム内でプロトンスポンジ効果による浸透圧の上昇を誘導し脱出を可能にする。しかし，これらPEGをセグメントにもつポリマーミセルは，PEGによる妨害でエンドソームからの脱出が起こりにくい。PEGのないポリアスパラギン酸とエチレンジアミンのみの化合物にプラスミドDNAを静電的相互作用で結合させて細胞に与えると，PEGでミセルを形成させたときに比べて形質転換効率が100倍以上向上する。しかしながら，ポリアスパラギン酸とエチレンジアミンのみの化合物では血液中のタンパク質の非特異的吸着が起こりやすいので，PEGとエチレンジアミンユニットを導入したポリアスパラギン酸をジスルフィド結合させ，細胞内の還元環境や酵素反応によりPEGが切り離されるポリマーミセルが開発されている（**図6.11**）。

親水性のポリγ-グルタミン酸鎖に疎水性のフェニルアラニンを側鎖として導入すると，ポリマーミセルを形成する。主鎖のγ-グルタミン酸に対するフェニルア

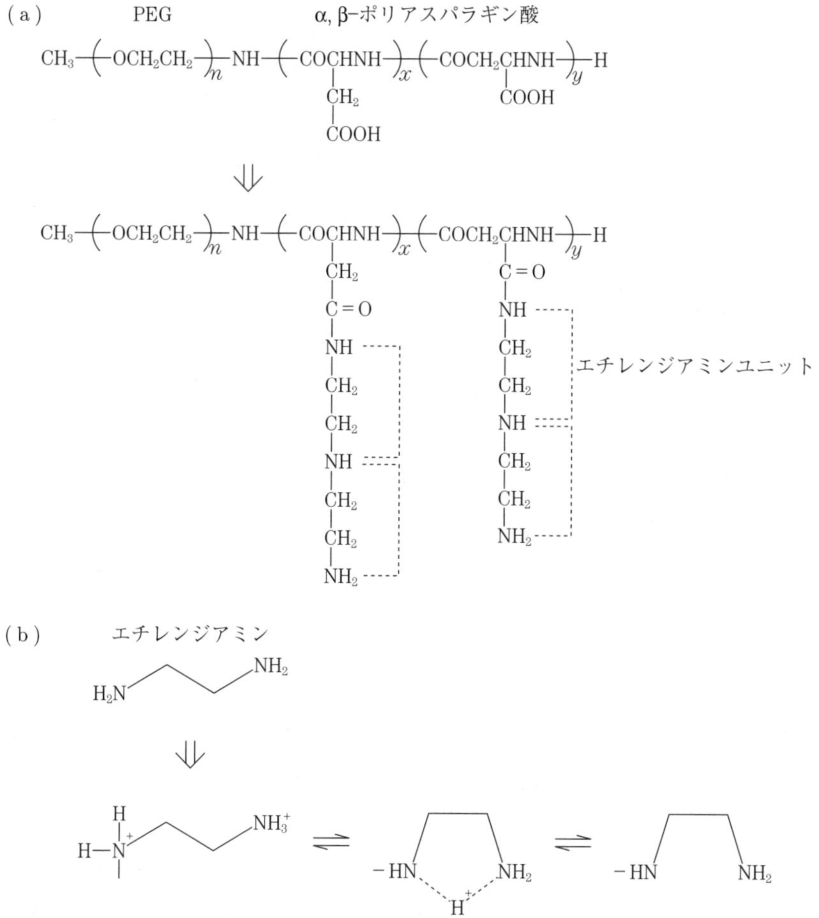

(a)　　　　PEG　　　　　　α, β-ポリアスパラギン酸

$$CH_3-(OCH_2CH_2)_n-NH-(COCHNH)_x-(COCH_2CHNH)_y-H$$
　　　　　　　　　　　　　　　　｜　　　　　　｜
　　　　　　　　　　　　　　　 CH$_2$　　　　 COOH
　　　　　　　　　　　　　　　 COOH

⇓

$$CH_3-(OCH_2CH_2)_n-NH-(COCHNH)_x-(COCH_2CHNH)_y-H$$

（側鎖にエチレンジアミンユニットが導入された構造）

(b)　　　　エチレンジアミン

$$H_2N-CH_2CH_2-NH_2$$

⇓

　酸　性　　　　　　　中　性　　　　　　　アルカリ性
ジプロトン型　　　　モノプロトン型

図6.10 エチレンジアミンを導入したミセル形成のためのPEG-ポリアスパラギン酸共重合体

ラニンの導入率を42％にすると，フェニルアラニンの疎水相互作用により1本のポリマー鎖からなる約8nmのユニマーミセルとなる．すなわち，フェニルアラニンの導入率によってポリマーミセルとユニマーミセルの形成を制御することができる．ポリγ-グルタミン酸鎖に疎水性のフェニルアラニンを導入した疎水化ポリγ-グルタミン酸ミセルは，樹状細胞やマクロファージに取り込まれこれらの抗原提示細胞を活性化するアジュバント効果をもっている．サイズが30〜200nmの疎水化

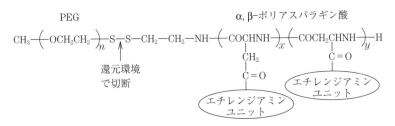

図 6.11 PEG 切断型ポリマーミセル

ポリγ-グルタミン酸を調製し抗原提示細胞に与えると，アジュバント効果はサイズが小さくなるほど大きくなる．このアジュバンド効果は TLR4 のノックアウトマウスでは低減するため，TLR4 を介した応答であると考えられている．疎水化ポリγ-グルタミン酸ミセルは抗原タンパク質や抗原ペプチドを内核に担持することができる．抗原を担持した疎水化ポリγ-グルタミン酸ミセルのアジュバンド効果は，アラムなど既存のアジュバントに比べて顕著に高い．さらに疎水化ポリγ-グルタミン酸ミセルに花粉アレルゲンを担持し，花粉症患者の血液から単離した樹状細胞に与えると，樹状細胞が活性化され，Th2 を活性化する IL-4 や IL-10 および IL-13 などのサイトカインが誘導される．アレルゲン単独あるいは疎水化ポリγ-グルタミン酸ミセルのみでは樹状細胞は活性化しない．この疎水化ポリアミノ酸ミセルにアレルゲンを担持することによってアレルゲン特異的 Th2 細胞を活性化することができ，花粉症治療への応用が期待されている．

さらに，この疎水化ポリγ-グルタミン酸にカチオン性ポリアミノ酸であるポリ-L-リシンを付加することによって疎水性相互作用と静電的相互作用による安定なミセルを形成でき，アニオン性の核酸医薬やタンパク質医薬を内核に担持することができ，これらの薬剤は生理的な条件下で1週間は放出されない．すなわち，細胞に取り込まれるまで薬剤を放出せずに担持し続けることができる．この安定なポリマーミセルは抗原提示細胞に効率的に取り込まれる性質をもっている．

6.2.9 デンドリマー

デンドリマー (dendrimer) は，コアとなる化合物から放射状に枝分かれした構造をもつポリマー分子のことをいう．コアから1回枝分かれしたものを第1世代，2回枝分かれしたものを第2世代といい，世代数が増えるとデンドリマーのサイズ

は大きくなる．また，世代数が増えると末端の官能基の数は指数的に増える．薬剤はデンドリマーの内部にも表面にも結合させることができる．デンドリマーは，世代ごとに分子を結合して枝分かれ構造を伸ばしていく合成法と，枝の部分をあらかじめ合成しておいてコアに結合させる方法がある．

ポリアミドアミン（polyamideamine, **PAMAM**）デンドリマー（**図 6.12**）は，核酸デリバリーのために報告された最初の分子である．ポリアミドアミンデンドリマーは，アルキルジアミンのコアと 3 級アミンの分枝構造からなっている．このデンドリマーは表面にカチオン性のアミノ基をもつので静電的相互作用によって核酸を結合することができる．ポリアミドアミンデンドリマーにプラスミド DNA を静電的に結合させ細胞に与えると，デンドリマーの世代数が増えるほど形質転換効率は高くなる．この世代数の増加による形質転換効率の向上は，3 級アミンの数の増加によると考えられている（**表 6.2**）．すなわち，3 級アミンは弱塩基性であるので，エンドソーム内の酸性条件下ではプロトン化し，プロトンスポンジ効果によってプラスミド DNA のエンドソームからの脱出を可能にしていると考えられる．こ

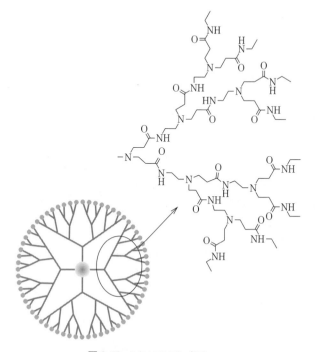

図 6.12 PAMAM デンドリマー

表6.2 PAMAMデンドリマーの末端数，分子数，およびサイズ

世代数	末端数	分子数	流体力学直径〔nm〕
0	4	517	1.5
1	8	1 430	2.2
2	16	3 256	2.9
3	32	6 909	3.6
4	64	14 215	4.5
5	128	28 826	5.4
6	256	58 042	6.7
7	512	116 493	8.1

れは，ポリエチレンイミンの分子量が大きくなるとプロトンスポンジ効果が大きくなるのと同じである．また，厳密に合成されたポリアミドアミンデンドリマーは球状構造をしているが，完全な球状構造のポリアミドアミンデンドリマーよりも部分的に加水分解した不完全なデンドリマーのほうが，核酸医薬の細胞質へのデリバリー効率は高いことが報告されている．

ポリアミドアミンデンドリマーの形質転換効率は世代数とともに高くなるが，一方，細胞毒性も世代数とともに大きくなる．しかしながら，直鎖状のカチオン性ポリマーに比べると細胞毒性は低い．また，ポリアミドアミンデンドリマーは，血中滞留時間が短いので，PEG修飾が行われている．分子量40 000以上のPEGでデンドリマーを修飾することにより血中滞留時間を大幅に改善することができる．

核酸医薬のデリバリーのためにヘキサメチレンジアミンをコアとし，正電荷をもつリシン残基を枝分かれさせたデンドリマーが合成されている．このデンドリマーにプラスミドDNAを結合させたとき，第6世代のデンドリマーで遺伝子の発現効率が最も高い．一般にL-リシンデンドリマーは体内で酵素分解されるが，D-リシンは分解されないので血中滞留時間が長い．しかし，このデンドリマーは細胞への取込み効率が低いことが指摘されている．

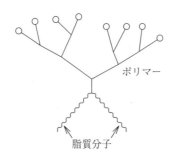

図6.13 デンドロン脂質

脂質分子に枝分かれしたポリマーを結合させた化合物を**デンドロン脂質**（dendron lipid）という（図6.13）。デンドロン脂質は，デンドリマーのプロトンスポンジ効果と脂質の膜融合特性により，核酸医薬のエンドソームからの脱出機能を向上させたキャリアである。プラスミドDNAを結合させた場合の形質転換効率は，デンドロンの世代数，脂質のアルキル鎖の特性に依存する。

6.3 天然ポリマー

6.3.1 天然ポリマーの生分解性

酵素によって分解される天然ポリマーは，生分解性ポリマーとして環境分野などに応用されている。天然の生分解性ポリマーで薬剤のキャリアとして研究対象となっているものには，アルギン酸，ヒアルロン酸，キチン，およびキトサンなどの多糖類と，コラーゲン（ゼラチン），アルブミンなどのタンパク質がある。

アルギン酸（alginic acid，図6.14(a)）は，コンブなどの海藻に含まれる天然多糖で，増粘剤，ゲル化剤，安定剤として食品に使われている。アルギン酸は，D-マンヌロン酸とL-グルクロン酸の共重合体でアルカリ溶液に溶解するが，酸では沈殿する。また，Na^+やK^+などの1価のカチオンと塩をつくることによって水に

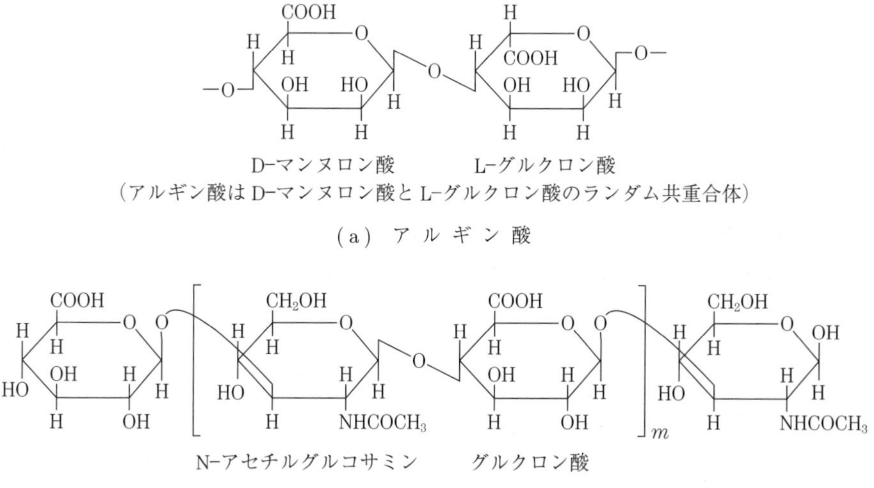

D-マンヌロン酸　　L-グルクロン酸
（アルギン酸はD-マンヌロン酸とL-グルクロン酸のランダム共重合体）

(a) アルギン酸

N-アセチルグルコサミン　　グルクロン酸

(b) ヒアルロン酸

図6.14　アルギン酸とヒアルロン酸の化学構造

溶解するが，Ca^{2+} のような2価のカチオンと塩をつくると水に不溶となる。**ヒアルロン酸**（hyaluronic acid，図(b)）は，N-アセチルグルコサミンとグルクロン酸が直鎖状に交互に重合したムコ多糖の一種であり鶏冠などに含まれているが，現在では微生物培養により生産されている。ヒアルロン酸は，保湿剤として化粧品に，あるいは関節炎の治療に応用されている。

キチン（chitin，図6.15(a)）は，カニの甲羅などに多く含まれるN-アセチルグルコサミンを主成分とする直鎖状のムコ多糖の一種である。カニの甲羅から水酸化ナトリウムでタンパク質を除去し，さらに希塩酸でカルシウムを除去することによってキチンを得ることができる。このキチンを濃水酸化ナトリウムで脱アセチル化すると**キトサン**（chitosan，図(b)）となる。また，キチンを加水分解するとグルコサミンを生じる（図(c)）。キトサンは，化粧品素材，植物活性剤，食品素材として使用されている。キトサンはアミノ基を有するので正に荷電している。**コラーゲン**（collagen）は，分子種によって主にⅠ型，Ⅱ型，Ⅲ型に分類されるが，薬剤のキャリアとして研究されているコラーゲンはⅠ型である。Ⅰ型コラーゲンは，真皮や骨を構成している重要な構造タンパク質であり，人体では全コラーゲンのうち約80～90％を占める。コラーゲンは化粧品素材として利用され，皮膚の水分保持や皮膚の弾力性保持などの効果が期待されている。**ゼラチン**（gelatin）は，難溶性のコラーゲンを酸やアルカリで処理した後に，加熱により熱変性することによって可溶化したタンパク質である。ゼラチンは熱によりゾル-ゲル変化を可逆的に行うことができるという性質がある。

コラム⑩

ムコ多糖

ムコ多糖（mucopolysaccharaide）はガラクトサミンやグルコサミンのようなアミノ糖を含む動物の粘性物質中の多糖の総称である。一般的に，アミノ糖とウロン酸，あるいはアミノ糖とガラクトースの組合せが直鎖状に重合したグリコサミノグリカンがタンパク質に付加した構造で存在している場合が多い。グリコサミノグリカンがタンパク質に付加したものはプロテオギリカンと呼ばれている。コンドロイチン硫酸やヘパリンなどが代表的なムコ多糖で，硫酸基やカルボキシル基を有するため負に帯電している。ムコ多糖は，親水性に富むため，水中で分子が凝縮することなく鎖が伸びた状態で存在する。

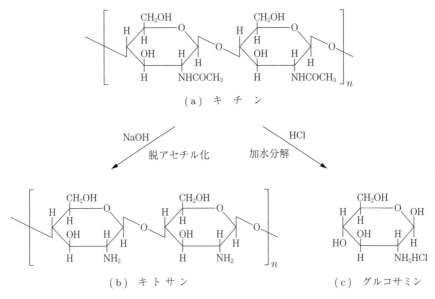

図6.15 キチンおよびキトサンの化学構造

6.3.2 多　　糖

スエヒロダケから産生される細胞外多糖は**シゾフィラン**（sizofiran あるいは schizophyllan）と呼ばれる。シゾフィランはβ-1,3 グルカンの主鎖に側鎖としてグルコースがβ-1,6 結合している（**図6.16**）。側鎖のグルコースは主鎖のグルコース 3 単位に一つの割合で結合している。シゾフィランは生理的な条件下では，多糖鎖 3 分子が会合し三重らせん構造をとっている。しかし，強塩基性水溶液中では三重らせんが解離して一本鎖となる。強塩基性水溶液を中性に戻していくと，解離した状態から再び三重らせんを形成するが，このときポリアデニン（poly-A）のような一本鎖 DNA が存在すると，多糖鎖 2 分子と DNA1 分子からなる三重らせんを形成する（**図6.17**）。ホスホロチオエート骨格の poly-A のほうがホスホジエステル結合の poly-A よりも解離温度が高く安定な三重らせんを形成するが，この理由はわかっていない。抗原提示細胞であるマクロファージや樹状細胞はβ-1,3 グルカンの受容体である dectin-1 を細胞表面にもっているため，この多糖-DNA のハイブリッド分子はこれらの細胞に受容体介在エンドサイトーシスで効率的に取り込まれる。

poly-A に CpG ODN を結合させ，この一本鎖 DNA をシゾフィランの多糖 2 分子

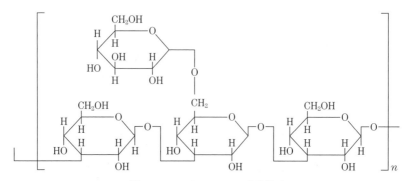

図 6.16 シゾフィランの化学構造

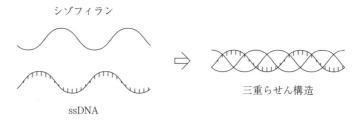

図 6.17 シゾフィランと一本鎖 DNA の複合体構造

と三重らせんを形成させると，poly-A の部分のみが三重らせんを形成し，CpG ODN の部分は三重らせんを形成しない．このハイブリッド分子は，インフルエンザワクチンのアジュバントとして効果的であることがマウスによる実験で示されている．また，この CpG ODN の代わりに TNF-α のアンチセンス DNA を用いて形成させたハイブリッド三重らせんは，急性肝炎マウスにおいて，炎症が軽減され生存率が向上することも報告されている．

　非イオン性多糖である**プルラン**（pullulan，図 6.18）に疎水性官能基としてコレステロール基を導入すると，疎水性官能基同士が疎水相互作用により架橋して，3次元の網目構造をもつ直径 30〜80 nm のハイドロゲル粒子が形成される．

　ゲル（gel）は，ポリマー鎖が架橋して溶媒に不溶の3次元網目構造を形成したものである．溶媒が水の場合を**ハイドロゲル**（hydrogel）と呼ぶ．合成ポリマーのゲルの多くは，架橋点が共有結合である化学架橋である．一方，水素結合やイオン結合，疎水相互作用などの物理架橋によってもゲルを形成させることができ，プルランにコレステロール基を導入して形成されるゲルは物理架橋を利用している．

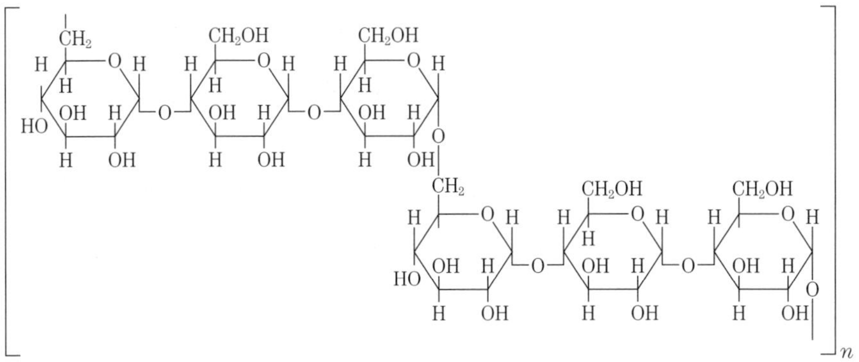

図6.18 プルランの化学構造

　ハイドロゲルの網目構造の隙間には薬剤を担持することができる。プルランにコレステロール基を導入すると，疎水相互作用によりタンパク質を自発的に担持する。この性質を利用して，食道ガン，乳ガン，前立腺ガン，卵巣ガンの抗原タンパク質をこのハイドロゲルに担持しマウスの皮下に投与すると，マクロファージや樹状細胞に取り込まれ，ヘルパーT細胞と細胞傷害性T細胞の両方を活性化することができる。一方，T細胞やB細胞へはほとんど取り込まれない。
　プルランにコレステロールを導入し，さらにエチレンジアミンのようなカチオン性官能基を導入することによってカチオン性ハイドロゲルとなり，核酸医薬などを担持させることもできる。

6.3.3　アテロコラーゲン

　I型コラーゲンは皮膚の真皮や骨，腱(けん)を構成する構造タンパク質である。I型コラーゲン分子は，アミノ酸組成が若干異なるポリペプチド鎖の組合せで構成される。ポリペプチド鎖は，α1鎖，α2鎖と呼ばれる。骨のI型コラーゲンは，α1鎖が2本とα2鎖が1本からなり，水素結合により三重らせん構造をしている（**図6.19**）。α鎖は，約1000残基のアミノ酸からなり，3残基ごとにグリシンが繰り返し出現する。3分子が三重らせんを構成してできたコラーゲン分子は，直径1.5 nmで長さ300 nmの線維状構造をとっている。コラーゲン分子のN末端とC末端は，3残基ごとにグリシンが繰り返し出現する配列とは異なる配列をもつので，これらの領域はN-テロペプチド，C-テロペプチドと呼ばれる。このテロペプチド領域はコラーゲンの抗原性に関与する。したがって，コラーゲンを薬剤のキャリアとして

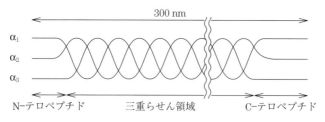

図 6.19 I 型コラーゲンの分子構造

利用するときは，テロペプチドをペプシンによって消化切断して使う．コラーゲン分子からテロペプチドを除去した分子は**アテロコラーゲン**（atelocollagen）と呼ばれる．アテロコラーゲンは，核酸との静電的相互作用により複合化されナノサイズの粒子を形成する．粒子のサイズはアテロコラーゲンと核酸の混合比により調節できる．アテロコラーゲンからの核酸の放出は徐放性であり，長期間安定に核酸を放出する．また，アテロコラーゲンに IFN-α や IL-12 などのサイトカインを担持させることにより 1〜2 週間にわたる徐放が可能となり，発熱などの副作用を軽減することができる．

6.3.4 ゼラチン

ゼラチンは，コラーゲンの三重らせんを熱で解離させたもので，ゼリーなどのゲル化剤として利用されている．コラーゲンがゼラチンになることを**変性**といい，変性する温度を**変性温度**という．コラーゲンの変性温度はコラーゲンの種類によって異なり，ヒトや豚，牛のコラーゲンの変性温度は約 37〜41℃である．変性温度よりも高い温度ではゼラチンはゾル状であるが，変性温度よりも低い温度ではゲル状となる．魚のウロコにもコラーゲンは多く含まれているが，魚のコラーゲンの変性温度は約 20〜37℃でヒトの体温よりも低い．

ゼラチンはエマルション法によって粒子にすることができる．加温したゼラチン溶液を加温したオリーブオイルに加えることでエマルションをつくり，温度を下げるとゼラチン粒子となる．低温で乾燥した後に，グルタルアルデヒドのような架橋剤を加えることでゲルの含水率を低下させ，ゲルの分解速度を下げることができる．分解速度を下げることによって長期間にわたる徐放が可能となる．乾燥したゲルに水溶性の薬剤を滴下すると，薬剤がゲルの網目構造の隙間に浸透し担持される．

ゼラチンは正に帯電しているが，核酸医薬などの負の電荷を有する薬剤をさらに効率的に担持するために，カチオン性ゼラチンゲル粒子が開発されている。これは，ゼラチンのカルボキシル基にエチレンジアミン，スペルミン，スペルミジンなどのカチオン性分子を導入することによって正の電荷密度を高めたゲルである。ゼラチンゲル粒子はサイズを小さくすることが困難であるので，大きい粒子も取り込むマクロファージなどの貪食細胞へのキャリアとしての利用が有効であると考えられる。また，大きな粒子を皮下に投与して，皮下からの徐放によりサイトカインや核酸医薬，あるいは抗原タンパク質を作用させる方法も考えられる。

7 無機系,炭素系,および金属ナノキャリア

7.1 金属系ナノ粒子

7.1.1 金ナノ粒子

さまざまな金属のナノ粒子が合成されているが,その中でも金は,生体に対する毒性が低いため**金ナノ粒子**(gold nanoparticle)の診断・治療応用に関して多くの研究が行われている。金属ナノ粒子の調製方法には,トップダウン方式とボトムアップ方式がある。トップダウン方式は,バルクの金属を機械的に破砕する方法である。ボトムアップ方式は,バルク金属を不活性ガス中で蒸発させてガスとの衝突によって冷却凝縮させるガス中蒸発法と,液相中で保護剤の存在下で金属イオンを還元させる液中還元法がある。

金ナノ粒子の場合,水中で少量のクエン酸ナトリウムと四塩化金(III)酸($HAuCl_4$)を加熱することによって,金ナノ粒子を得ることができる(**図7.1**)。この反応では,クエン酸イオンが還元剤および保護剤となる。クエン酸イオンによりAu^{3+}がAu原子に還元され,Au原子同士が結合して1 nm以下の核を形成し,さらにAu原子が核に連鎖的に結合して粒子となる。金属ナノ粒子を調製するための還元剤としては,クエン酸ナトリウム以外にもアスコルビン酸,エチレングリコールなどのポリオール,水素化ホウ素ナトリウム($NaBH_4$)などがある。ポリオールは多くの

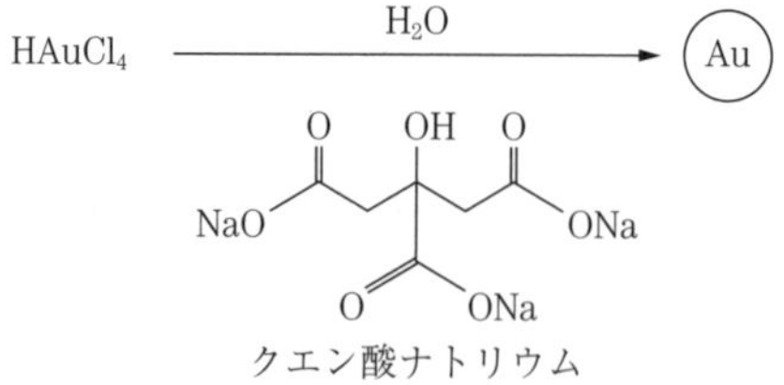

図7.1 クエン酸ナトリウム還元法による金ナノ粒子の生成

金属塩を還元することができ，その還元力は温度に依存する。また，保護剤としてはポリビニルピロリドン（PVP）やブロックコポリマーなどが使われる。PVPはその酸素原子が金属と結合する。

金属ナノ粒子のサイズは還元剤と保護剤の種類や添加量に依存する。クエン酸ナトリウムと四塩化金(III)酸からの金ナノ粒子の調製では，クエン酸ナトリウムの添加量を減らすとクエン酸イオンの保護作用が弱まり，粒子の表面積を減らすためにサイズが大きくなる。また，還元剤と保護剤による反応条件は，金属ナノ粒子のサイズのみならず形態にも影響する。ポリビニルピロリドンを保護剤として，四塩化金(III)酸や塩化金III（$AuCl_3$）を還元剤であるポリオールとともに140～160℃で加熱すると，単結晶あるいは多重双結晶の多面体ナノ粒子が得られる。これは，ポリビニルピロリドンのAu原子への結合が{100}面の形成を促進するほど強くないので，{111}面に囲まれた多面体が優位な構造となるためであると考えられている。例えば，ポリビニルピロリドンを保護剤としてポリエチレングリコールを用いた塩化金(III)の還元に強力な還元剤である$NaBH_4$を少量加えると，塩化金(III)の還元が速やかに進み金の八面体ナノ粒子となる（**図7.2**）。また，高濃度のポリビニルピロリドンの存在下でジエチレングリコールにより四塩化金(III)酸を還元すると，十面体ナノ粒子となる（図7.2）。これは高濃度のポリビニルピロリドンが金十面体表面の酸化エッチングをブロックするためであると考えられている。

金ナノ粒子は，硫黄と親和性が高いので，チオール基を介して表面修飾を行うことができる。CpG ODNの3′末端をチオール化し，これを金ナノ粒子表面に結合

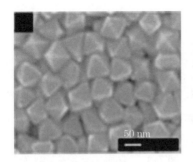 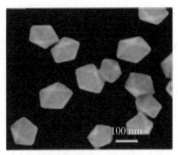

図7.2 金ナノ粒子の八面体構造（左）と十面体構造（右）
（Li et al.：Angew. Chem. Int. Ed., **46**, p.3264（2007）
およびSeo et al.：Phys. Chem. C., **112**, p.2469（2008）から転載）

(図7.3) させてマウスのマクロファージに与えると，TLR9 との相互作用により TNF-α などの炎症性サイトカインを誘導する．CpG ODN の 3′末端側にスペーサー配列を導入すると炎症性サイトカインの誘導量が向上するので，金ナノ粒子表面近くの CpG 配列は TLR9 に認識されにくいと考えられる．また，金ナノ粒子を単独で与えると，TLR9 や細胞質 DNA 受容体を介したサイトカイン誘導が阻害される．このメカニズムはよくわかっていないが，金ナノ粒子そのものに免疫抑制作用がある可能性が考えられる．

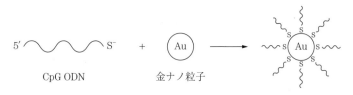

図 7.3　チオール化 CpG の金ナノ粒子への結合

　液中還元法によって得られる金ナノ粒子はアニオン性ナノ粒子である．四塩化金(III) 酸を 2-アミノエタンチオール塩酸塩の存在下で $NaBH_4$ で還元すると，表面が正に帯電したカチオン性の金ナノ粒子を得ることができる．この反応では四塩化金(III) 酸と 2-アミノエタンチオールの相対濃度が粒子形成のために重要であり，2-アミノエタンチオールを四塩化金(III) 酸のモル濃度に対して 1.5 倍にすることで平均粒子径が約 35 nm，表面電位が約 + 45 mV の金ナノ粒子が得られる．このようなカチオン性金ナノ粒子には，負に帯電した核酸医薬やタンパク質・ペプチド医薬を静電的相互作用で結合させることができる．

7.1.2　金ナノ粒子のプラズモン共鳴

　金属ナノ粒子の重要な特性にプラズモン共鳴による発色がある．金属中では自由電子が振動しているが，この自由電子の集団振動を量子とみなすと，擬似的な粒子と考えることができる．この自由電子の集団振動を量子としてみなしたものを**プラズモン**（plasmon）と呼び，金属ナノ粒子ではプラズモンが表面に局在するので**表面プラズモン**（surface plasmon）という（図 7.4）．表面プラズモンは光と相互作用して光吸収が起こり色調を呈するようになる．金ナノ粒子の場合，可視から近赤外光領域の光電場とプラズモンが相互作用して光吸収が起こる（図 7.5）．銀ナノ粒子では紫外から可視領域の光電場と相互作用する．このような表面プラズモン共

7.1 金属系ナノ粒子 149

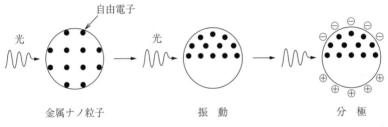

図7.4 金属ナノ粒子の表面プラズモン

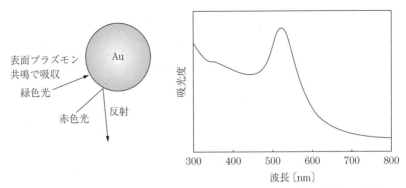

金ナノ粒子のコロイド溶液が赤色を呈するのは，表面プラズモン共鳴により520 nm付近の緑色の光が吸収され，緑色と補色の赤色となるためである

図7.5 金ナノ粒子表面プラズモン共鳴による光吸収

鳴による光吸収波長は金属ナノ粒子のサイズに依存する。

　サイズが10 nmから数十nmの分散した金ナノ粒子は赤色を呈している。40 nmの金ナノ粒子は紫色である。金ナノ粒子の発色を利用してインフルエンザの検査キットが開発され医療現場で使われている。インフルエンザウイルスの表面には糖タンパク質であるヘマグルチニン（HA）がある。ヘマグルチニンは宿主細胞の表面にあるシアル酸と結合することによって細胞内に侵入し感染する。そこでシアル酸にチオール化カルボキシ脂質などによってチオール基を導入すると（**図7.6**），チオール基を介してシアル酸を金ナノ粒子に結合させることができる。綿棒で鼻の

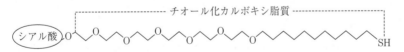

図7.6 シアル酸へのカルボキシ脂質を介したチオール基の導入

奥から得られたサンプルをシアル酸を結合させた金ナノ粒子を分散させた溶液に入れると，インフルエンザウイルスが存在した場合に金ナノ粒子表面のシアル酸がインフルエンザウイルスのヘマグルチニンに結合する。一つのウイルスに多くの金ナノ粒子が結合するので溶液中で分散していた金ナノ粒子が凝集し，その凝集によって金ナノ粒子のサイズに依存した色が見えるようになる（**図 7.7**）。金ナノ粒子のサイズが 10 nm であれば，インフルエンザウイルスに結合して凝集することによって赤色が見えるようになり，着色したかどうかでインフルエンザウイルスの感染を判定することができる。

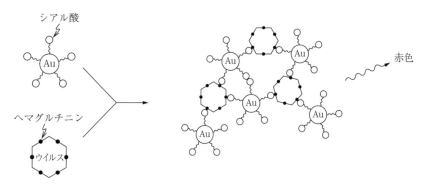

図 7.7 シアル酸を結合した金ナノ粒子によるインフルエンザウイルスの検出

7.2 半導体ナノ粒子

7.2.1 量子ドット

半導体には，シリコン（Si）やゲルマニウム（Ge）などの IV 族半導体，硫化亜鉛（ZnS），硫化カドミウム（CdS），セレン化カドミウム（CdSe），酸化亜鉛（ZnO）などの II-VI 族半導体，ヒ化ガリウム（GaAs），リン化インジウム（InP）などの III-V 族半導体がある（**図 7.8**）。II-VI 族と III-V 族の半導体は化合物半導体と呼ばれる。半導体は電場や温度，光束などの外部刺激によって電気伝導性が変化する。カドミウムは電気伝導体，セレンは絶縁体であるが，セレン化カドミウムは外部刺激で電気を伝導する半導体となる。

直径が 2～10 nm の半導体は**量子ドット**（quantum dot）と呼ばれ，10 nm 以上のバルク状半導体とは異なる性質を示す。原子は原子核の周りを電子が軌道に沿っ

7.2 半導体ナノ粒子

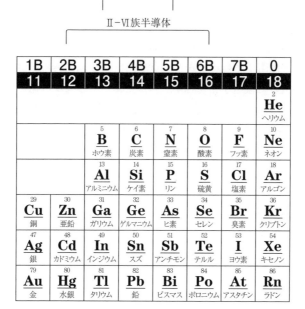

図7.8 化合物半導体

て回っている。軌道にはそれぞれのエネルギーがあり，そのエネルギーを**エネルギー準位**（energy level）という。電子は決められた軌道上を回っているが，光を吸収するとより高いエネルギー準位の軌道に移ることができる（図7.9）。

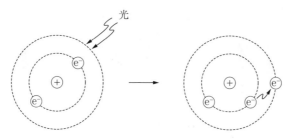

図7.9 光による電子の移動

半導体では**バンドギャップ**（band gap）と呼ばれる電子が存在することができないエネルギー準位が存在する。バンドギャップより低いエネルギー準位の領域を**価電子帯**（valence band），バンドギャップよりも高いエネルギー準位の領域を**伝導**

帯（conduction band）と呼ぶ（図7.10）。バルク状の半導体はエネルギー準位の幅が狭いので連続していると表現される。バルク状半導体では，大部分の電子はバンドギャップよりもエネルギー準位の低い価電子帯に存在して価電子帯を満たしている。このような状態のバルク状半導体に熱や電圧，光子束のようなエネルギーを外部から与えると，価電子帯の電子がバンドギャップを飛び越えて伝導帯に移ることができ，電子が抜けた価電子帯には**ホール**（hole）と呼ばれる孔ができる。伝導帯に移った電子がバンドギャップを飛び越して再び元の価電子帯のホールに戻るとき，その移動で失うエネルギーに相当する波長をもつ電磁放射が起こる（図7.11）。

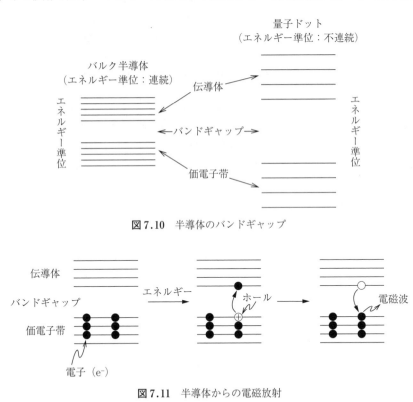

図7.10 半導体のバンドギャップ

図7.11 半導体からの電磁放射

電磁放射は，波長が長いほうから電波，赤外線，可視光線，紫外線，X線，γ線と呼ばれる。すなわち，どのような波長の電磁波が放射されるかはバンドギャップに依存する。バルク状半導体ではバンドギャップは半導体の種類によって決まり（**表7.1**），サイズが変わってもバンドギャップは変化しない。CdSeはバンドギャッ

表7.1 半導体とバンドギャップエネルギー

半導体	バンドギャップエネルギー E_g 〔eV〕
CdS	2.42
CdSe	1.74
ZnS	3.54
GaAs	1.43
InAs	0.36
InP	1.29
Si	1.11
Ge	0.66

プエネルギーが1.74 eVであり青色領域の光を発するが，InAsはバンドギャップエネルギーが0.36 eVであり近赤外波長の光を発する．金属にはバンドギャップが存在しないので，電子は自由に動くことができるため導電体の性質をもつ．

バルク状半導体では連続であったエネルギー準位は，半導体粒子のサイズが小さくなると連続ではなくなり，エネルギー準位間に小さな分離が生じる．すなわち，エネルギー準位が不連続な量子となる（図7.10）．このようなエネルギー準位の状態は量子封じ込めと呼ばれ，この状態の半導体はバルクではなく量子ドットとなる．量子ドットでは電磁放射の波長を決定するバンドギャップがサイズに依存するようになる．量子ドットのサイズが小さいとバンドギャップが広がり，短い波長の青色の蛍光を発し，サイズが大きくなるにつれて長い波長の緑色，赤色の蛍光を発するようになる．量子ドットはサイズが小さいのでバンドギャップを越えて伝導帯に移った電子が動き回れる場所が狭いので，価電子帯のホールに戻る確立が増加し，蛍光強度が大きくなる．

7.2.2 コアシェル型量子ドット

半導体量子ドットの作製方法は，ドライプロセスとウェットプロセスに分けることができる．ウェットプロセスには逆相ミセル法，有機金属熱分解法，水溶液合成法などがあるが，これらの合成法では量子ドットの表面に有機分子が配位しており，これらが発光特性に大きな影響を与える．有機金属分解法によるCdSe量子ドットは，溶媒および有機配位子としてトリオクチルホスフィンオキシド（TOPO）を使用し，これを300℃に加熱してジメチルカドミウム/トリオクチルホスフィン（TOP）溶液とセレン/TOP溶液を加えることによって得ることができる．得られ

るCdSe量子ドット表面はTOPOによって被覆されているが,被覆率が低いと蛍光量子効率の低下などの原因となる。また被覆率が低いと量子ドットの表面が酸化され蛍光量子効率が低下する。そこで,量子ドットの表面に別の半導体の保護層をつくるコア/シェル型の量子ドットが開発された。一般に,コア/シェル型の量子ドットはシェルの価電子帯のエネルギー準位がコアの価電子帯エネルギー準位よりも低く,シェルの伝導帯エネルギー準位がコアの伝導帯エネルギー準位よりも高くなっている(図7.12)。すなわち,コアのバンドギャップよりもシェルのバンドギャップのほうが大きいので,コア内でバンドギャップを飛び越えた電子がコア内に閉じ込められホールに戻りやすくなる。そのため,コア/シェル型量子ドットでは発光効率が高くなる。

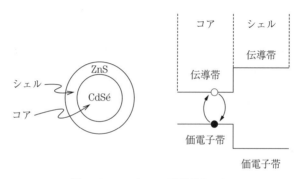

図7.12　コア/シェル型量子ドット

7.2.3　シリコン量子ドット

金ナノ粒子によるインフルエンザウイルスの検出と同様な原理で,量子ドットの発光特性を利用した診断システムなどが研究されている。また,量子ドットは細胞内の特定の物質を検出したり,あるいは生体内で特定の生体分子や細胞を検出する用途としての開発が行われている。例えば,ガン細胞の表面に特異的に発現しているタンパク質と結合するリガンドを量子ドット表面に結合させて投与すると,量子ドットがガン細胞に集まり,量子ドットが発する蛍光によってガン組織を可視化することができる。このようなバイオイメージングの用途には,CdSeをコアとし,その表面をZnSでシェル化したCdSe/ZnS量子ドットが利用されることが多い。しかし,CdSe/ZnS量子ドットは,カドミウムの毒性のためヒトへの応用は困難であると考えられる。そこで,安全な量子ドットとしてシリコン(Si)量子ドットが

開発された。しかし，Si量子ドットは発光効率や化学安定性が低く，これらの改善が必要である。

　Si量子ドットはまだ開発途上のナノマテリアルであるが，Si量子ドットによるCpG ODNのデリバリーシステムが報告されている。塩化ケイ素（$SiCl_2$）を出発材料とするウェットプロセスで合成した平均直径3.4 nmのSi量子ドットは，330 nmの紫外線を照射することによって411 nmの青色の蛍光を発する。このSi量子ドットは，疎水性で水に分散しないが，表面にアミノ基を導入することによって親水性となるとともに，アミノ基によって表面は正に帯電するようになる。CpG ODNは負に帯電しているので，静電的相互作用によってSi量子ドット表面にCpG ODNを結合させることができる。蛍光色素である**フルオレセインイソチオシアネート**（fluorescein isothiocyanate, **FITC**）で標識したCpG ODNをアミノ基を導入したSi量子ドットに結合させ，495 nmの青緑色の光を照射すると緑色（520 nm）の蛍光がFITCから発せられる。330 nmの紫外光を照射するとSi量子ドットから青色光が発せられる。緑色の光と青色の光が同じ所から出ていればFITCとSi量子ドットは同じ場所にあり，FITCはCpG ODNと結合しているので，CpG ODNがSi量子ドットと同じ場所にあることがわかる。すなわち，FITCとSi量子ドットからの蛍光によってCpG ODNがSi量子ドットに結合しているかどうかがわかる。実際に，FITCとSi量子ドットのそれぞれの蛍光は同じ所から発せられ，透過電子顕微鏡でもCpG ODNがSi量子ドット表面に存在することが確認できる（**図7.13**）。

　クラスBのCpG ODNは，B細胞のTLR9と相互作用しIL-6などの炎症性サイトカインを誘導するが，形質細胞様樹状細胞のTLR9と相互作用してもIFN-αを

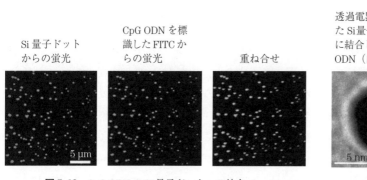

図7.13　CpG ODNのSi量子ドットへの結合
　　　（Chinnathambi et al.：Sci. Reps, **2**, p.534（2012）から一部改変して転載）

7. 無機系，炭素系，および金属ナノキャリア

ほとんど誘導しない。しかしながら，アミノ基を導入した Si 量子ドットの表面に静電的相互作用によってクラス B の CpG ODN を結合させると，形質細胞様樹状細胞の TLR9 との相互作用で IFN-α を誘導するようになる。細胞に 495 nm と 330 nm の光を照射することによって，FITC に結合している CpG ODN と Si 量子ドットが細胞内のどこにあるのかがわかる。細胞にこれらの波長の光を当てると，FITC から発せられる緑色の蛍光と Si 量子ドットから発せられる青色の蛍光が同じ所から出ていることが観察できる（図 7.14）。これは細胞内でも CpG ODN は Si 量子ドットの表面上に存在していることを意味している。すなわち，CpG ODN は Si 量子ドット表面に結合したまま TLR9 と相互作用する。

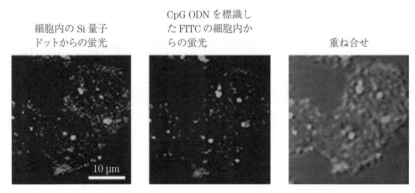

図 7.14 細胞内での CpG ODN と Si 量子ドットの局在
(Chinnathambi et al.：Sci. Reps, 2, p.534 (2012) から一部改変して転載)

Si 量子ドット表面にアミノ基を導入すると，表面が正に帯電し，CpG ODN を静電的相互作用で結合させることができる。Si 量子ドット表面のアミノ基を利用してマレイミドを導入すると，マレイミドはチオール基（-SH）と結合するので，チオール化した物質を Si 量子ドットに結合させることができる。クラス B の CpG ODN の 3′ 末端にチオール基を導入すると，CpG ODN の 3′ 末端のみが Si 量子ドット表面に結合する。このようにクラス B の CpG ODN の 3′ 末端のみを Si 量子ドット表面に間接的に結合させると，B 細胞の TLR9 との相互作用により IL-6 は誘導されるが，形質細胞様樹状細胞からの IFN-α 誘導は起こらない。このサイトカイン誘導特性は，クラス B の CpG ODN をアミノ基を導入した Si 量子ドット表面に静電的相互作用で結合させた場合とは異なっている。すなわち，Si 量子ドット表面に CpG ODN をどのような方法で結合させたかによって，誘導されるサイトカイ

ンが変化する（**図7.15**）．このような現象は，Si量子ドットのみではなくサイズの異なる他のナノ粒子でも起こるので，ナノ粒子表面へのCpG ODNの結合方法によってのみ制御されていると考えられる．

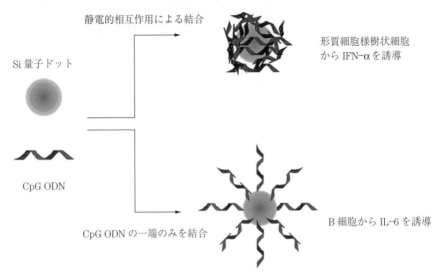

図7.15 Si量子ドット表面へのCpG ODNの結合方法と誘導するサイトカイン

7.3 炭素系ナノマテリアル

炭素系ナノマテリアルには，**フラーレン**（fullerene），**グラフェン**（grapheme），**カーボンナノチューブ**（carbone nanotube）などがあるが，この中でもカーボンナノチューブのキャリアとしての応用に関する研究が多い．

カーボンナノチューブはグラフェンシートを円筒状にした炭素のみからなるナノマテリアルである．カーボンナノチューブには1本のチューブでできた単層カーボンナノチューブと複数層のチューブからなる多層カーボンナノチューブがある（**図7.16**）．カーボンナノチューブの合成はアーク放電法，化学気相成長法，プラズマCVD法などがある．アーク放電法は欠陥の少ないカーボンナノチューブを合成できるが大量合成は困難である．化学気相成長法は単層と多層のカーボンナノチューブをつくり分けられ，大量合成が可能であるが欠陥ができやすい．単層カーボンナノチューブの直径は約1 nmであり，多層カーボンナノチューブは数nm～数百nm

158   7. 無機系，炭素系，および金属ナノキャリア

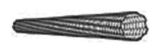 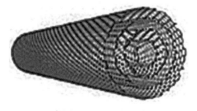

(a) 単層カーボンナノチューブ　　　(b) 多層カーボンナノチューブ

図 7.16　カーボンナノチューブ
（Sigma-Aldrich：http://www.sigmaaldrich.com/japan/materialscience/
nano-materials/cnt_nanointegris.html から転載）

である。長さは，単層および多層とも 100 nm 程度から長いものは数十 μm に及ぶ。単層カーボンナノチューブは直径が小さいのでチューブの内部に薬剤を担持するのは困難であり，多くの場合，表面に薬剤を結合させている。

カーボンナノチューブは，疎水性で水に分散させることが困難であるため，薬剤のキャリアとしては表面に親水基を導入するなどの化学修飾により分散させるか，あるいは界面活性剤などの分散剤を利用して分散させる必要がある。化学修飾はカーボンナノチューブ末端部位や欠陥部位の酸化によりカルボキシル基を導入したり，あるいはアゾメチンイリドによる環化付加反応などが利用されるが（**図 7.17**），このような化学修飾は表面のグラフェン構造を破壊するため，過剰な修飾はカーボンナノチューブの特性の喪失につながる。分散剤を利用する方法では，リン脂質をカーボンナノチューブの表面に物理的に吸着させる方法が最も多い（図 7.17）。

カーボンナノチューブを DNA 水溶液や RNA 水溶液に入れると分散するようになる。これは DNA がカーボンナノチューブ表面に吸着することによると考えられ

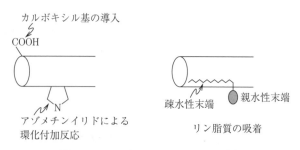

図 7.17　カーボンナノチューブの可溶化

る。DNA や RNA のカーボンナノチューブ表面への吸着は非常に安定で放出はほとんど観察されない。また，DNA や RNA は長さに関係なく吸着する。したがって，カーボンナノチューブは核酸医薬をデリバリーするキャリアとして利用することができる。カーボンナノチューブの細胞への取込みは，エンドサイトーシスによる取込みとエンドサイトーシスによらない取込みの両方が報告されている。

7.4 セラミックス系ナノ粒子

7.4.1 窒化ホウ素ナノ粒子

窒化ホウ素（boron nitride）は，グラフェンと類似した構造をもち，正六角形の頂点に窒素原子とホウ素原子が交互に配置したシート（**図 7.18**）が積層した化合物である。1 枚目のシートの窒素原子の上に 2 枚目シートのホウ素原子が，1 枚目のシートのホウ素原子の上に 2 枚目のシートの窒素原子が配置され，それが繰り返される。六方晶系の窒化ホウ素微粒子は白色で化粧品として利用されている。窒化

コラム ⑪

化学気相成長法

基板上に薄膜を形成する場合，真空中で金属などを高温加熱して蒸気とし，この金属蒸気を基板上に積み上げることによって薄膜を形成する。このように薄膜原料を蒸気とすることによって基板上に堆積することを蒸着という。超高真空環境では，蒸着速度を低くすることができるため，薄膜の成長速度を精密に制御することができる。超真空環境では蒸気となった原子が他の原子と衝突することなく直進することができるので，このような蒸着法は**分子線エピタキシー**（molecular beam epitaxy, **MBE**）と呼ばれる。

化学気相成長（chemical vapor deposition, **CVD**）法は，真空を必要とせず，化学反応によって基板上に半導体や金属のガスを堆積して薄膜を形成させる方法である。化学反応にはエネルギーが必要であるが，エネルギーは熱（熱 CVD 法）や光（光 CVD 法），あるいはプラズマ（プラズマ CVD 法）などによって供給される。熱 CVD 法は，ガスを高温加熱した基板上で化学反応させることによって薄膜形成させる方法である。光 CVD 法は，レーザー光などによりガス分子を励起し，生成する活性分子によって基板上に薄膜を形成させる。プラズマ CVD 法では，ガスをプラズマ状態にして化学反応を促進させる。

160   7. 無機系，炭素系，および金属ナノキャリア

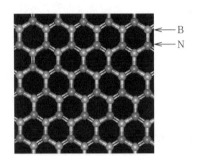

図 7.18 窒化ホウ素の
シート構造

　ホウ素のナノ構造体は，カーボンナノチューブと同様にアーク放電法や化学気相成長法でつくることができる．アーク放電法は，純度の高い窒化ホウ素ナノチューブが得られるが，収率が低く大量合成には適していない．化学気相成長法では，窒化ホウ素ナノチューブやナノ粒子が合成でき，かつ大量合成も容易である．化学気相成長法では，ホウ素と酸化マグネシウム粉末をCVD反応管内において1 300～1 500℃で反応させてマグネシウム微粒子を形成し，そこにキャリアガスのアルゴンとともにアンモニアを導入すると，マグネシウム微粒子を核として窒化ホウ素ナノチューブを成長させることができる．また，化学気相成長法では窒化ホウ素ナノ粒子も合成できる（図7.19）．

　化学気相成長法で合成した窒化ホウ素ナノ粒子は疎水性で水に分散しない．しかし，カーボンナノチューブと同様に表面にDNAを吸着（図7.20）させることで水に分散するようになる．窒化ホウ素ナノ粒子は，細胞にエンドサイトーシスで取り込まれエンドソームおよびリソソームに留まるので（図7.21），エンドソームに受容体のあるCpG ODNやssRNAあるいはdsRNAのキャリアとして利用することができる．CpG ODNを窒化ホウ素ナノ粒子表面に吸着させTLR9を発現している細胞に与えると，エンドソームに局在しTLR9を活性化する．窒化ホウ素ナノ粒子表面へのCpG ODNの吸着量を増加させるために，窒化ホウ素に特異的に吸着するペプチドをファージディスプレイ法により見出し，このペプチドとCpG ODNの複合体を窒化ホウ素ナノ粒子表面に吸着させる方法も開発されている．また，窒化ホウ素ナノ粒子の表面をポリエチレンイミンやキトサンでコートすることによって，静電的相互作用によりCpG ODNの結合量を向上させることができる．

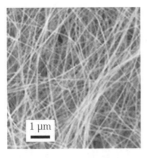
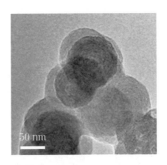

図7.19 窒化ホウ素のナノチューブと粒子
(Zhi et al.：Chem. Asian J., **5**, pp.2530-2535 (2011) から転載)

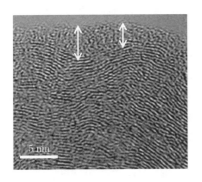
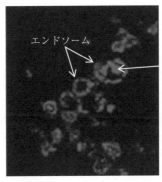

図7.20 窒化ホウ素ナノ粒子表面に吸着したDNA（矢印の層）
(Zhi et al.：J. Mat. Chem., **21**, pp.5219-5222 (2011) から転載)

図7.21 エンドソームに取り込まれた窒化ホウ素ナノ粒子

7.4.2 リン酸カルシウム

リン酸カルシウム（calcium phosphate）はカルシウム（Ca）とリン（P）のモル比の違いによっていくつかの分子に分類されるが，CaとPのモル比が1.67である$Ca_{10}(PO_4)_6(OH)_2$を**水酸アパタイト**（hydroxy apatite）という。水酸アパタイトの微粒子は，水酸カルシウム懸濁液にCaとPのモル比が1.67になるようにリン酸を加え，さらにアンモニア水を添加してpHを塩基性に保つことによって得ることができる。

$$10Ca(OH)_2 + 6H_3PO_4 \rightarrow Ca_{10}(PO_4)_6(OH)_2 + 18H_2O$$

水酸アパタイトは骨や歯の主要成分であり,そのため薬剤のキャリアとして安全性が高いと考えられている.水酸アパタイトは核酸を吸着する性質をもっているので核酸医薬のキャリアとして利用することができる.核酸の水酸アパタイト表面への吸着は静電的相互作用によると考えられているが,詳細なメカニズムはわかっていない.また,タンパク質も吸着するが,タンパク質の物理化学的性質によって吸着量は大きく変化する.核酸医薬の水酸アパタイト粒子への搭載は表面への吸着のみならず,水酸アパタイト粒子を形成させる際に核酸医薬を水酸カルシウム溶液に混合しておくことで水酸アパタイト粒子内部にも担持させることができる.さらに,水酸アパタイトは酸性溶液に溶解する性質をもつ.これは酸によって歯が溶ける虫歯のメカニズムと同じである.エンドサイトーシスで取り込まれた水酸アパタイトがエンドソームに取り込まれると,酸性環境によって溶解する.水酸アパタイト粒子の内部あるいは表面に担持した核酸医薬は,エンドソーム内で水酸アパタイトが溶解することによって遊離し,細胞質に脱出することが観察されている.酸性条件下における水酸アパタイトの溶解度は水酸アパタイトの結晶度に依存し,結晶度が低いほうが溶解速度は大きくなる.このような水酸アパタイトの性質を利用して,多層水酸アパタイト粒子によるCpG ODNと抗原の徐放システムが開発されて

コラム⑫

ファージディスプレイ

ファージディスプレイ(phage display)は,標的分子に結合するペプチド(あるいはタンパク質)をファージライブラリーから探索する手法である.ファージとは細菌に感染するウイルスのことである.ファージライブラリーは,ランダムな配列をもつDNAをファージのゲノムDNAに挿入してあり,ファージは外殻タンパク質のN末端に,ランダム化したDNAがコードするペプチド(あるいはタンパク質)を発現している.このファージライブラリーを標的分子と混合すると,標的分子に結合しているペプチド(あるいはタンパク質)を外殻に発現しているファージのみが結合する.結合したファージを回収し,そのファージに挿入されているランダム化したDNAの配列を調べることにより,そのDNAが発現しているペプチド(あるいはタンパク質)のアミノ酸配列を知ることができる.

いる。この粒子は，水酸アパタイトの粒子の表面に抗原とCpG ODNを吸着させ，この粒子の表面を水酸アパタイトで重層し，この水酸アパタイト粒子の表面にさらにCpG ODNを吸着させている（**図7.22**）。これを抗原提示細胞に与えることによって，エンドソーム内で水酸アパタイトが溶解し，CpG ODNがパルス状に放出される。

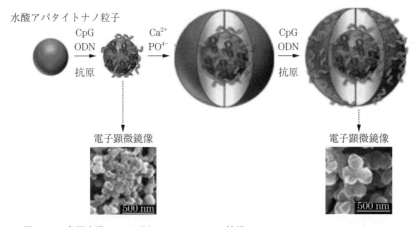

図7.22 多層水酸アパタイト-CpG ODNナノ粒子
（Sokolova et al.：Biomaterials, **31**, pp.5627-5633（2010）から一部改変して転載）

　結晶度が低いと溶解速度が大きくなるので，水酸アパタイトの結晶中に炭酸イオンを含有させ結晶度を低下させた炭酸アパタイト粒子が開発されている。細胞培養のための培地に核酸医薬を混合し，ここに高濃度の塩化カルシウム溶液を添加することによって，核酸医薬を内部に担持した50～300 nmの炭酸アパタイト粒子を得ることができる。カルシウムイオンが培地中に含まれるリン酸とイオン結合する際に，培地中に含まれる炭酸イオンが混入するために炭酸アパタイト粒子となって析出するためである。この核酸医薬を担持した炭酸アパタイト粒子はエンドソーム内で速やかに溶解し，核酸医薬が細胞質に遊離する。
　水酸アパタイトや炭酸アパタイトがタンパク質を吸着するという性質を利用して，ターゲッティング機能を付加することもできる。肝実質細胞表面にはアシアロ糖タンパク質受容体が発現しているので，この受容体のリガンドであるアシアロフェツインというタンパク質を炭酸アパタイト粒子の表面に吸着させて，ターゲッティングを行うことができる。

7.4.3 メソ細孔シリカナノ粒子

核酸医薬やペプチド・タンパク質医薬をキャリア粒子の表面に結合させる場合，キャリア粒子の表面積が大きいほど結合量は大きくなる。キャリア粒子の表面積を大きくするための方法としては，粒子サイズを小さくすること，および粒子表面に凹凸構造をつくることなどがある。粒子サイズが小さくなると粒子の単位重量当りの表面積は大きくなる。一方，粒子表面に凹凸構造をつくると，同一サイズの粒子においても表面積を大幅に増加させることができる。

表面に多孔構造をもつ代表的な粒子に**メソ細孔シリカナノ粒子**（mesoporous silica nanoparticle）がある（図7.23）。**メソ細孔**（mesopore）とは，直径2〜50 nmの孔と定義されている。直径が2 nm以下は**マイクロ細孔**（micropore），50 nm以上は**マクロ細孔**（macropore）と呼ばれている。細孔構造は界面活性剤やブロック共重合体によって形成したミセルを鋳型として，その周囲にシリカ骨格を形成させ焼成することによって得ることができる（図7.24）。

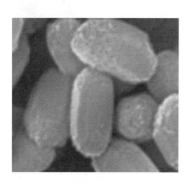 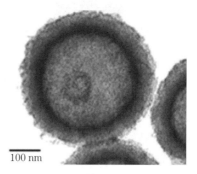

(a) 中空構造のないシリカ　　　　(b) 中空構造をもつシリカ
　　メソ細孔粒子　　　　　　　　　　メソ細孔粒子

図7.23 メソ細孔シリカナノ粒子
（Zhu et al.：J. Phys. Chem. C, **115**, pp.447-452（2011）および Zhu et al.：J. Phys. Chem. C, **115**, pp.13630-13636（2011）より転載）

鋳型となる界面活性剤としては，非イオン性界面活性剤のPluronic® P-123（図7.25）や臭化セチルトリメチルアンモニウム（CTAB）などが使われる。これらの界面活性剤は水中でヘキサゴナル構造のミセルを形成する。ここに，少量の酸とともに**テトラエトキシシラン**（tetraethoxysilane, **TEOS**）を加えると（図7.26），TEOSが加水分解しヘキサゴナル構造のミセルの周囲をシリカが取り囲んだ沈殿が

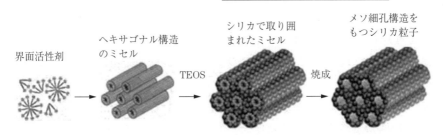

図 7.24 シリカメソ細孔構造の作製
(山内:NIMS NOW, 3月号, p.4 (2010) から一部改変して転載)

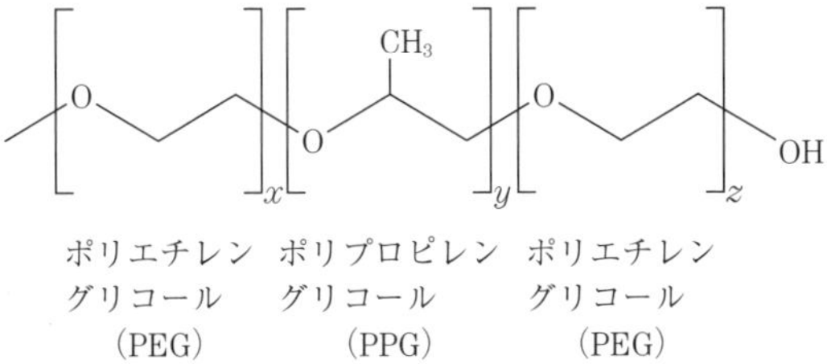

図 7.25 Pluronic® P-123 の化学構造(PEG-PPG-PEG のブロック共重合体であり非イオン性界面活性剤)

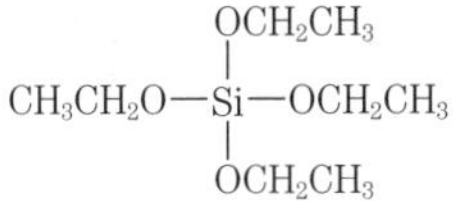

TEOS の酸による加水分解

$$Si(OC_2H_5)_4 + 2H_2O \longrightarrow SiO_2 + 4C_2H_5OH$$
シリカ

テトラエトキシシラン
(TEOS)

図 7.26 TEOS の加水分解によるシリカの生成

生じる。この沈殿を高温で焼成すると,鋳型の界面活性剤が分解されて,メソ細孔構造をもつシリカノ粒子ができる。Pluronic® P-123 や CTAB を鋳型としたメソ細孔シリカの細孔サイズは 2~10 nm 程度となり,核酸やタンパク質を細孔内に取り込ませることができる。界面活性剤の種類によって細孔サイズを変化させることができるが,同一の界面活性剤でも反応温度や溶媒組成,pH などで細孔サイズを制御することができる。

核酸医薬をメソ細孔シリカナノ粒子に結合させるために,粒子を正に帯電させる必要がある。PEI などのカチオン性ポリマーで粒子を修飾すると,細孔内にカチオ

ン性ポリマーが入り込み表面積を小さくしてしまうため、シリカにカチオン性物質を直接導入することが望まれる。末端に1級アミンを有するシランカップリング剤である**アミノプロピルトリエトキシシラン**（aminopropyltriethoxysilane, **APTES**, 図7.27）をTEOSに少量混ぜると、アミノプロピル基で修飾されたメソ細孔シリカができる。このような正電荷をもつ細孔サイズが10 nmのシリカナノ粒子にCpG ODNを静電的相互作用で結合させると、細孔内にCpG ODNが担持され、結合量が大幅に増加する。

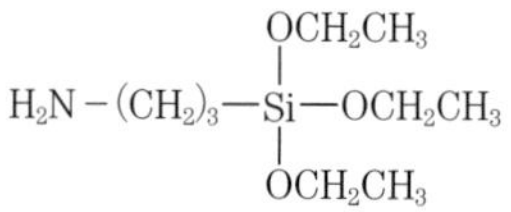

$$H_2N-(CH_2)_3-Si\begin{smallmatrix}OCH_2CH_3\\|\\-OCH_2CH_3\\|\\OCH_2CH_3\end{smallmatrix}$$

図7.27 アミノプロピルトリエトキシシラン（APTES）

また、メソ細孔シリカナノ粒子で低分子薬剤と核酸医薬を同時にデリバリーするシステムも考案されている。このシステムでは、APTESで修飾した中空構造をもつメソ細孔シリカナノ粒子を作製し、中空構造内に抗ガン剤などの低分子化合物を内包している。このナノ粒子の表面にCpG ODNを静電的相互作用で結合させ、その表面をさらにカチオン性ポリマーであるポリ-L-リシンでコートすると、CpG ODNとポリ-L-リシンの層でメソ細孔シリカナノ粒子の表面に蓋をしたような形となる。体内で粒子表面のポリ-L-リシンが酵素分解されると、CpG ODNが粒子表面から遊離し、露出した細孔から中空構造に内包していた低分子薬剤が放出される。

第3部

ナノイムノセラピーのための評価技術

　ナノイムノセラピーは，免疫を制御する薬剤とナノマテリアルの組合せからなる。最終的には，薬剤とナノマテリアルの複合体の作用を評価することになるが，薬剤のキャリアとしてナノマテリアルを開発する際には，ナノマテリアルの特性評価も重要である。例えば，核酸医薬を静電的相互作用で結合させるようなキャリアでは，キャリア表面の電荷密度を評価しなければならない。キャリアの開発は薬剤の種類によりさまざまな方針の下に試行錯誤的に行われることが多い。すなわち，キャリアの合成，キャリアの評価，薬剤とキャリアの複合体の評価，評価のフィードバックによるキャリアの改良，というプロセスを繰り返しながらよりよいシステムが構築されていく。この第3部では，薬剤とナノマテリアルの複合体の生物学的評価，およびナノマテリアルの評価のための技術とその原理について概説する。

8 生物学的評価技術

8.1 ナノマテリアルの安全性評価

8.1.1 *In vitro* 評価と *in vivo* 評価

薬剤のキャリアとしてのナノマテリアルに求められる最も重要な性質は，毒性のない安全な材料であることである。材料がナノサイズまで小さくなるとバルクのときとは異なる性質を示す。これは，バルク状態で安全性が確認されているマテリアルでも，ナノサイズでは必ずしも安全であるとはかぎらないことを意味している。したがって，開発されたナノキャリアの安全性評価は最も重要な評価項目である。

ナノマテリアルの安全性評価は，*in vitro* 評価を経て前臨床試験としての *in vivo* 評価へ進む。*In vitro* 評価は培養細胞によって行われ，また，前臨床段階の *in vivo* 評価は小動物によって行われる。動物愛護の精神から，*in vitro* 評価の重要性が高まっている。一般的なナノマテリアルの安全性評価においては，炎症反応が起こるかどうかが問題となることがあり，炎症を引き起こすようなナノマテリアルは安全ではないと評価されることが多い。しかしながら，イムノセラピーでは，免疫反応を誘導するようなナノマテリアルをアジュバントとして利用するという研究が行われている。ポリエチレンイミンや親水性ポリアミノ酸に疎水性のフェニルアラニンを導入したポリマーなどがその例である。したがって，イムノセラピーのためのキャリアとしてのナノマテリアルの安全性評価は，従来のナノマテリアルの安全性評価の基準は異なることになる。

8.1.2 細胞活性を指標としたナノマテリアルの *in vitro* 評価

In vitro におけるナノマテリアルの安全性評価として最も頻繁に行われているのが，細胞内の特定の酵素活性がナノマテリアルによって低下するかどうかという方

法である。酵素活性を発色で調べることができれば，分光光度計で簡単に評価を行うことができる。この評価では，プレートに細胞を播種し，さらにナノマテリアルを培地中に加え，一定時間後に特定の酵素活性を測定する。酵素活性がナノマテリアルによって低下しなければ，そのナノマテリアルに毒性はないと判断される。調べられる酵素は，ミトコンドリアの脱水素酵素が多く，この酵素はテトラゾリウムを還元してフォルマザンを生成する。フォルマザンの生成は 450 nm の吸光度によって測定することができる。

一方，この評価によって酵素活性が低下した場合には，毒性があると判断される。酵素活性が 80% 以下になると毒性があると判断される場合が多いが，何% 以下なら毒性がある，何% 以上なら安全であるという一般的な基準は設けられていない。多くの場合，酵素活性の減少はナノマテリアルの添加量に依存するので，このような評価では，ナノマテリアルがどのくらいの濃度まで安全であるという予備的なデータを得ることができる。

特定の酵素活性によるナノマテリアルの安全性あるいは毒性評価の解釈には注意が必要である。例えば，ある毒性物質によって酵素活性が 50% まで低下したとする。この 50% という数字は，ナノマテリアルを添加したプレート内の全細胞の酵素活性の合計値が，ナノマテリアルを添加していないプレート内の全細胞の酵素活性の合計値に比べて 50% 低下したことを意味している。全細胞の酵素活性の合計値が 50% 低下する原因はいくつか考えられる。考えられうる第一の原因は，ナノマテリアルにより 50% の細胞が死んでしまった場合である（図 8.1 (a)）。第二の原因は，毒性物質によって細胞の増殖量が 50% になった場合である（図 (b)）。一般に，毒性物質を細胞に与えてから一定時間培養した後に全酵素活性を測定する。毒性物質を与えていない細胞は，その期間に増殖する。毒性物質を与えたとき，増殖した細胞数が毒性物質を与えていないときの細胞数の 50% であり，かつ個々の細胞の酵素活性が毒性物質を与えていない個々の細胞と同じであれば，全酵素活性は 50% となる。第三の原因は，毒性物質によって個々の細胞の酵素活性が 50% になった場合である（図 (c)）。このとき，増殖量は，毒性物質を与えていない細胞と同じと仮定する。すべての細胞から算出される全酵素活性は

全酵素活性 = 細胞数 × 個々の細胞の酵素活性

で表すことができるので，第二と第三の原因は，毒性物質があるときの全酵素活性

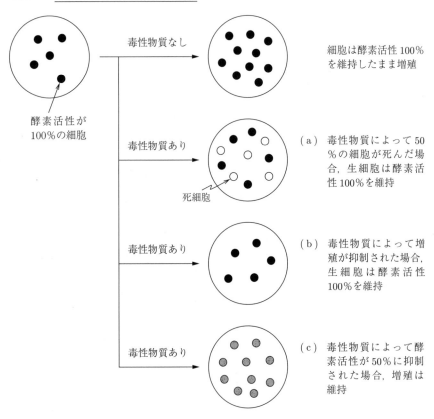

図 8.1 毒性物質が細胞に及ぼす影響

を毒性物質がないときの全酵素活性で割った値が50％になるということである。全酵素活性が50％になった場合でも、第二の原因と第三の原因では毒性物質の細胞に及ぼす影響はまったく異なっている。したがって、毒性物質が細胞の増殖速度および個々の細胞の酵素活性にどのような影響を及ぼしているかを考慮して解釈しなければなければならない。一般的には、毒性物質により増殖速度の低下と酵素活性の低下が同時に起こる場合が多い。

　毒性物質が水溶性である場合、毒性物質はすべての細胞に均一に作用すると考えられる。したがって、理論的にはすべての細胞の増殖速度および酵素活性が均一に変化する。ナノマテリアルが均一に分散していれば、水溶性の物質と同様にすべての細胞に均一に作用すると考えられる。しかしながら、ナノマテリアルは水中でさまざまなサイズの集塊を形成する。したがって、大きなサイズの集塊と小さなサイ

ズの集塊を取り込んだ細胞では応答が異なる可能性がある。最も複雑なのは、細胞死と、増殖速度の低下および酵素活性の低下が混合している場合である。例えば、大きいサイズの集塊を取り込んだ細胞は細胞死に至り、小さいサイズの集塊を取り込んだ細胞は増殖速度の低下と酵素活性の低下が起こるといった場合である。したがって、酵素活性による評価によって得られる値からは個々の細胞で何が起こっているのかを知ることはできない。

8.1.3 死細胞の測定

　酵素活性の測定では、個々の細胞がナノマテリアルによってどのような影響を受けているのかはわからない。ナノマテリアルは水溶液中で集塊を形成し、集塊サイズに分布があるため、取り込んだナノマテリアルの集塊サイズにより個々の細胞の応答は異なっていると考えられる。ナノマテリアルによって全酵素活性が低下した場合、死に至った細胞がどの程度存在するのか調べる必要がある。死細胞は核を染色することによって判別できる。すなわち、死細胞は細胞膜の透過性が増し色素が細胞内に入ることで核が染色される。このような色素には赤色蛍光の**プロピディウムイオダイド**（propidium iodide, **PI**）がある。蛍光顕微鏡下でプロピディウムイオダイドの赤色蛍光を発する細胞数をカウントすることで、全細胞数当りの死細胞の割合を算出することができる。また、トリパンブルーは死細胞を選択的に染色する非蛍光の染色試薬で、光学顕微鏡で青色染色が観察できる。

　さらに、細胞がどのような死に方をしたのかを**フローサイトメーター**（flow cytometer）で調べることができる。細胞死にはアポトーシスとネクローシスがある。アポトーシスはプログラム細胞死とも呼ばれ細胞内のシグナルによる細胞死であり、ネクローシスは傷害による細胞死である。正常な細胞の細胞膜ではホスファチジルセリンが脂質二重膜の内側に局在するが、アポトーシスを起こした細胞ではホスファチジルセリンが脂質二重膜の外側にも局在するようになる。**アネキシンV**（annexin V）はカルシウムイオン依存的にホスファチジルセリンと結合するので、アポトーシスによって細胞膜の外側に局在するホスファチジルセリンと結合することができる。細胞に対するプロピディウムイオダイドによる染色とアネキシンVの結合の両方を同時に調べることによって、アポトーシスとネクローシスを区別することができる。アネキシンVの細胞膜への結合は、アネキシンVを蛍光色素で標識することによって容易に検出できる。ナノマテリアルを与えた細胞群をプロピ

ディウムイオダイドと蛍光標識したアネキシンVで染色してフローサイトメーターにかけ，それぞれの蛍光色素の強度を測定することにより，細胞を四つのグループに分けることができる。プロピディウムイオダイドとアネキシンVの強い蛍光が観察されればアポトーシスを起こした細胞，プロピディウムイオダイドの蛍光が弱くアネキシンVの蛍光が強い細胞は初期アポトーシスの細胞，プロピディウムイオダイドの蛍光が強くアネキシンVの蛍光が弱ければネクローシスを起こした細胞，プロピディウムイオダイドの蛍光とアネキシンVの蛍光が共に弱ければ細胞死を起こしていない細胞，と判断することができる（図8.2）。

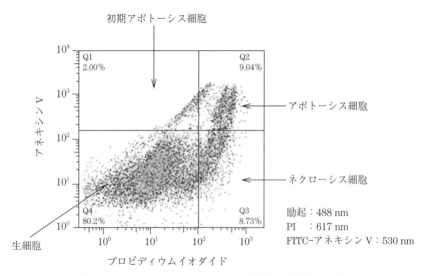

図8.2 フローサイトメーターによる生細胞と死細胞の判別

8.1.4 フローサイトメーター

大量の細胞を一つずつ定量測定することを**サイトメトリー**（cytometry）といい，そのための装置を**サイトメーター**（cytometer）と呼ぶ。フローサイトメーターは，細胞懸濁液から流れてきた個々の細胞にレーザーを照射し，細胞から発せられる蛍光や散乱光を測定する装置である。フローサイトメーターは，流路系，光学系，シグナル検出系で構成されている。

流路系は，細胞を1個1個運ぶためのシステムである。流路の中心に細胞懸濁液が流れ，その周囲にシース液が流れる。細胞懸濁液およびシース液はそれぞれのタ

ンクを加圧することで流速を調整することができる。細胞懸濁液とシース液は流路中で層流を形成しているため混合することはない。細胞懸濁液のタンクにかける圧を低めると流路中で細胞懸濁液の流量が下がり，流れの幅が狭くなる。流れの幅が狭くなると細胞が1個ずつ流路を流れる。逆に細胞懸濁液のタンクにかける圧を高めると，流路中で流れの幅が広くなるが，流量が上がるので測定速度を上げることができる。

　このようにして流路を流れてきた細胞はレーザー光を通過する。そのときに細胞が蛍光色素をもっていると，レーザー光によって励起され蛍光を発する。この蛍光をレンズで集め検出器で光信号を電気信号に変えて出力する（図8.4参照）。細胞をプロピディウムイオダイドとFITCで標識したアネキシンVで処理してフローサイトメーターにかけ，488 nmのレーザー光で励起すると，プロピディウムイオダイドは617 nmの赤い蛍光で，FITCは530 nmの緑色の蛍光で，それぞれを検出することができる（図8.2）。

8.2 細胞の単離

　白血球には単球，マクロファージ，形質細胞様樹状細胞，T細胞およびB細胞が混在している。この中からある特定の細胞種のみを単離したい場合，磁気ビーズによって細胞種を分けることができる。単球やマクロファージは細胞表面にCD14を発現している。CD14抗体を固定した磁気ビーズを白血球と混合すると，単球とマクロファージの表面のCD14が磁気ビーズのCD14抗体に結合する。磁気でビーズを回収すれば単球やマクロファージのみを単離することができる（**図8.3**）。磁気ビーズにCD304抗体を固定すれば形質細胞様樹状細胞を，CD20抗体を固定すればB細胞を，CD3抗体を固定すればT細胞を同様の原理で単離することができる。

　また，フローサイトメトリーを利用して細胞を単離することもできる。シース液と細胞懸濁液の圧力バランスを調整することによって細胞が1個ずつ流路に流れ，レーザー光を通過する。レーザー光を通過した細胞は検出器によって蛍光が測定された後，振動装置（トランスデューサー）によって一定の周波数で振動を与えると，ノズル先端から落下する際に細胞1個を含む液滴が形成される。検出器によってその細胞を単離するかどうかが判断され，単離する場合は，ノズル先端から落下してきた液滴に対して電極で＋あるいは－の荷電を行う。荷電された液滴は，2枚

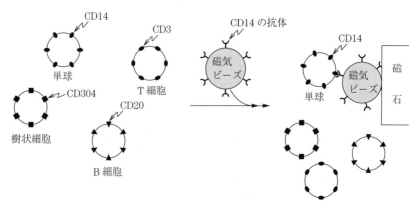

図 8.3 磁気ビーズによる単球の単離

の電極間を通過するとき荷電された極性と逆の極性の電極に引かれるために，落下の方向が変化する．単離しない細胞の入った液滴は荷電されないので2枚の電極間をそのまま落下する．方向が変わった液滴のみを回収すれば，その液滴には単離すべき細胞が入っている（**図 8.4**）．このような細胞の単離システムは**セルソーター**（cell sorter）と呼ばれる．

　セルソーターを使って，散乱光により末梢血から顆粒球，単球およびリンパ球をそれぞれ単離することができる．散乱光は，レーザー光が細胞に当たって散乱する

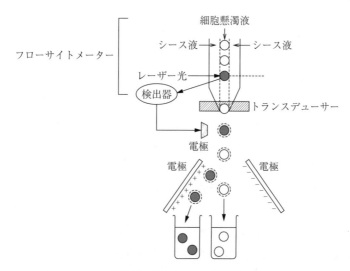

図 8.4 セルソーターの原理

光で（図8.5），波長はレーザー光の波長と同じである．散乱光には**前方散乱光**（forward scattered light）と**側方散乱光**（side scattered light）があり，前方散乱光は細胞の表面積や大きさを反映している．一方，側方散乱光は，細胞内の顆粒などに光が当たって散乱したもので，細胞の細部構造を反映している．顆粒球は前方散乱光も側方散乱光も強度が高く，リンパ球はどちらも強度が低い．散乱光によって回収されたリンパ球を蛍光色素をもつCD4抗体やCD20抗体で標識し，蛍光でソートすればT細胞やB細胞を単離することができる．

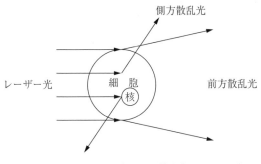

図8.5 細胞からの散乱光

8.3 サイトカインの定量

8.3.1 ELISA法

ELISA（enzyme-linked immune-sorbent assay）**法**は，免疫学的測定法の一つである．原理は単純で，測定したいタンパク質の抗体（IgG）を基板に固定化し，この抗体と結合するタンパク質を定量する．感度がよいので，サイトカインなど微量のタンパク質の定量では最もよく使われる分析法である．ELISA法には，**非競合法**（**サンドイッチ法**）と**競合法**がある．

例えば，IFN-αの定量を行う場合，IFN-αのIgG抗体をプレートの底面に吸着固定させる．このプレートにサンプル溶液を加えると，サンプル溶液にIFN-αが存在すればプレート底面に固定化した抗体に結合する．つぎに，IFN-αに結合する酵素標識した二次抗体を加えると，この二次抗体がIFN-αに結合する．このとき二次抗体が結合するIFN-αの領域部位は，プレート底面に固定化した抗体とは別の部位にしなければならない．IFN-αはプレート底面の抗体と二次抗体に

挟まれる，すなわちサンドイッチのような状態となる。二次抗体をペルオキシダーゼという酵素で標識しておけば，基質である H_2O_2 と色原性基質である 3, 3′, 5, 5′-テトラメチルベンチジン (3, 3′, 5, 5′-tetramethylbenzidine, TMB) を加えることによって H_2O_2 が分解され活性酸素が生じる。この活性酸素が TMB を酸化し，反応停止剤である硫酸酸性下で黄色に発色するため，450 nm の吸光度によって IFN-α を定量することができる（**図 8.6 (a)**）。このようなサンドイッチ法では，測定したいタンパク質（この場合は IFN-α）の量が多いと酵素反応による発色も大きくなる。

競合法においても IFN-α の IgG 抗体をプレート底面に吸着固定しておく。酵素標識した IFN-α とサンプル溶液を加えると，サンプル溶液中の IFN-α と酵素標識

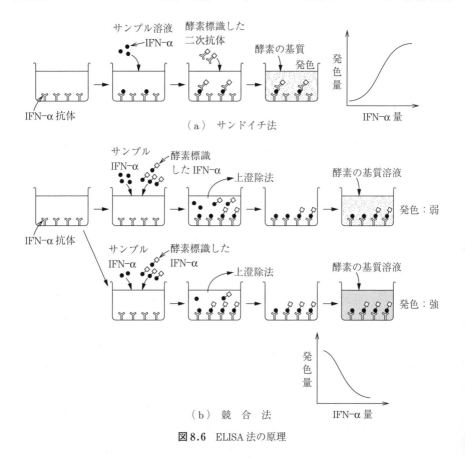

図 8.6　ELISA 法の原理

したIFN-αが競合的にプレート底面のIgG抗体に結合する。このような状態で酵素の基質と色原性基質を添加すると，酵素標識したIFN-αの抗体への結合量を知ることができる。サンプル溶液にIFN-αが多いと，酵素標識したIFN-αの抗体への結合量が低下するので発色強度は低くなり，サンプル溶液にIFN-αが少ないと，酵素標識したIFN-αの抗体への結合量が増加するので発色強度が高くなる（図(b)）。すなわち，測定したいタンパク質の量と発色強度の関係は，サンドイッチ法とは逆の関係になる。IFN-αにかぎらず，他のサイトカインもELISA法によって定量することが多い。

8.3.2 リアルタイム定量PCR法

サンプル溶液が培養液の場合，培養液中に分泌されたサイトカイン量は，1細胞当りのサイトカイン誘導量と細胞数の積となる。すなわち，培養液中のサイトカイン量は細胞数の影響を受けることになる。細胞数がわかっている場合は，ELISAで求めた培養液中のサイトカイン量を細胞数で割ることにより，1細胞当りのサイトカイン誘導量を知ることができる。

リアルタイム定量PCR法（real-time quantitative polymerase chain reaction method）は，細胞のサイトカイン遺伝子から転写されたmRNA量を求める定量法である。培養液中の細胞からRNAを抽出し，一定量のRNA中に含まれるサイトカインのmRNA量を求めるので，細胞数の影響を受けることはない。

PCRは，遺伝子を増幅する手法として最も頻繁に使われる技術である。細胞からRNAを抽出した後，逆転写酵素によってRNA中のmRNAからcDNAを合成する。このcDNAを鋳型として調べたい遺伝子に特異的なプライマーでPCRを行えば，目的遺伝子のみを増幅することができる。PCRでは，DNAの熱変性，プライマーのアニーリング，伸長反応という工程を1サイクルとして繰り返す（**図8.7**）。調べたい遺伝子のcDNA量が多ければ少ないサイクル数で増幅させることができるが，調べたい遺伝子のcDNA量が少なければ増幅させるためのサイクル数は多くなる。すなわち，増幅させるためのサイクル数は初めのcDNA量に依存している。PCRでは，DNA量がサイクル数に対して指数的に増加する（**図8.8(a)**）。指数的に増加しているときに，一定の増幅量になったときのサイクル数は初めのcDNA量と相関するので，これらの関係から調べたい遺伝子のmRNA量を知ることができる（図(b)）。このような原理に基づいてmRNA量，すなわち遺伝子の発

8. 生物学的評価技術

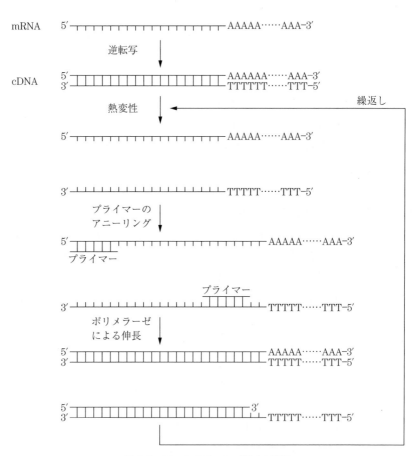

図 8.7 PCR による DNA 増幅の原理

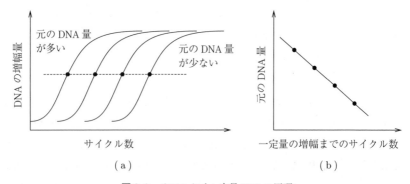

図 8.8 リアルタイム定量 PCR の原理

8.3 サイトカインの定量

現量を定量するのがリアルタイム定量 PCR 法である。

リアルタイム定量 PCR では，DNA の増幅量をリアルタイムでモニターする。DNA の増幅量を知る方法にはインターカレーター法と蛍光標識プローブを用いる方法がある。インターカレーター法は，SYBER Green I のような二本鎖 DNA と結合すると蛍光を発する試薬を利用する方法である（**図 8.9**(a)）。蛍光標識プローブとしては TaqMan プローブが用いられることが多い。TaqMan プローブはオリゴヌクレオチドで 5′ 末端に蛍光色素が，3′ 末端にクエンチャーが付いている。このプローブオリゴヌクレオチドは，アニーリングの際に一本鎖となった DNA に結合するが，励起光を照射してもクエンチャーにより 5′ 末端の蛍光色素からの発光は抑制される。しかし，ポリメラーゼによる伸長反応の際に，ポリメラーゼのヌクレアーゼ活性により DNA の鋳型に結合している TaqMan プローブオリゴヌクレオチドが分解されると，5′ 末端の蛍光色素が遊離し蛍光を発するようになる（図(b)）。インターカレーター法は簡便であるが検出特性は高くない。一方，TaqMan プロー

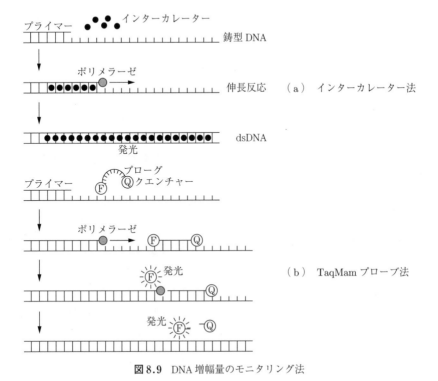

図 8.9 DNA 増幅量のモニタリング法

ブを用いる方法は高価であるが,配列類似性の高い DNA でも区別して検出することができ検出特性が高い。

8.4 抗原特異的抗体の定量

抗原で免疫したときに,その抗原特異的な抗体が生産され血清中にどの程度存在するかどうかは,ELISA 法の一種である直接吸着法によって定量することができる。

直接吸着法では,プレートの底面に抗原を直接吸着固定する。抗原が吸着固定していないプレート底面を反応に関与しないタンパク質でブロッキングし,血清を添加すると,血清中の抗原特異的抗体がプレート底面の抗原に結合する。ここに,酵素標識した IgG 抗体の抗体を添加して酵素の基質と色原性基質を加えると,酵素反応で発色が起こり,抗原特異的 IgG の量を定量することができる(図 8.10)。酵素標識した IgM 抗体の抗体を用いれば抗原特異的 IgM 抗体を,酵素標識した IgA 抗体の抗体を用いれば IgA 特異的抗体を定量することができる。

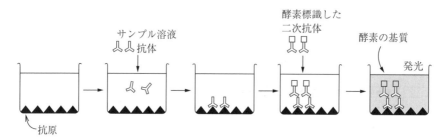

図 8.10　抗原特異的な抗体の測定法

8.5　共焦点レーザー走査蛍光顕微鏡

核酸医薬やタンパク質医薬あるいはナノマテリアルを蛍光標識することによって,細胞内に取り込まれた薬剤やナノマテリアルの細胞内の局在を**共焦点レーザー走査蛍光顕微鏡**(confocal laser scanning fluorescence microscope)で観察することができる。

通常の光学顕微鏡では観察したい対象に光を均一に照射するが,共焦点レーザー

走査蛍光顕微鏡では，光源からレーザーを出射し，対物レンズを通して観察したい試料の一点にレーザー光を集光する。レーザーは，点光源とみなすことができるので，位相がそろっていて回折限界付近までビームを絞り込むことができる。レーザーを照射された試料は蛍光を発し，この蛍光はレーザー光が入射した光路を逆に進み，光路分離素子でレーザー光と分離される。レーザー光と分離された試料からの蛍光は，ピンホールという小さな孔を通過し受光器で測定される（図8.11）。焦点の合った試料からの蛍光のみがピンホールを通過し，焦点の合っていない蛍光はピンホールの横で結像するので，ピンホールに入ることができず遮光される。

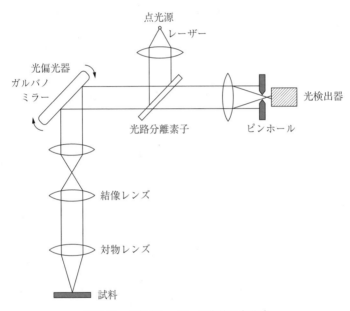

図8.11　共焦点レーザー顕微鏡の光学系

レーザー光は試料の一点のみにしか当たらないので，点の情報しか得られない。したがって，試料全体を観察するためには試料の平面上を走査しなければならない。試料平面の走査は，光源から出射したレーザー光をガルバノミラーなどの光を高速で偏向する素子によって行われる。すなわち，共焦点レーザー蛍光顕微鏡の観察像は点の集まりで構成されている。共焦点では試料の一点のみの情報しか得られないが，これは試料の深さ方向に分解能が生じることを意味している。2次元の走査を終えるたびに対物レンズあるいはステージのZ方向を変化させることによっ

て試料の深さ方向に対するそれぞれの平面像を得ることができる．これらを重ねることにより試料の立体的な観察像を作成することができる．

通常の蛍光顕微鏡では深さ方向の情報は得られないので，細胞と蛍光物質が重なって見えた場合，その蛍光物質が細胞の表面にあるのか，あるいは細胞内にあるのかはわからない（**図8.12**(a)）．共焦点レーザー蛍光顕微鏡ではある深さでの細胞の平面を観察できるので蛍光物質がどの平面にあるのかを知ることができる（図(b)）．例えば，ナノ粒子を蛍光物質で標識しておけば，そのナノ物質が細胞に取り込まれているかどうかを共焦点レーザー走査蛍光顕微鏡で観察することができる．また，細胞内のエンドソームと結合する抗体を蛍光物質で標識し，細胞のある平面におけるナノ粒子とエンドソームからの蛍光を観察することで，ナノ粒子がエンドソーム内にあるのか，あるいは細胞質にあるのかを知ることができる．

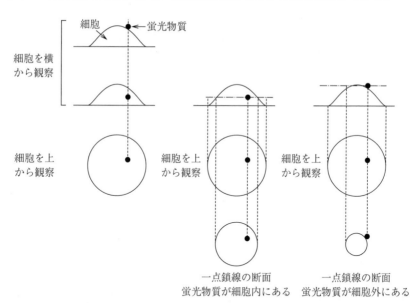

図8.12 共焦点蛍光顕微鏡による蛍光物質の局在判別

9 ナノマテリアルの物性評価技術

9.1 ナノマテリアルの形態観察

9.1.1 走査電子顕微鏡

　光学顕微鏡は光源として可視光線を用いているので，光の波長以下のサイズの試料は見ることができない。一方，電子顕微鏡では，波長がより短い電子線を用いるので，光学顕微鏡では見えないような試料でも観察することができる。電子線の波長は100分の1Å程度である。

　走査電子顕微鏡（scanning electron microscope, **SEM**）は，真空中で電子線を試料表面に照射し，試料から出てくる二次電子と反射電子を検出する。電子線は試料の一点にしか照射できないので，電子線を走査することによって試料の全体像を得ることになる。二次電子は，試料の表面近傍で発生する電子であり，試料の表面形状を反映している。反射電子は，電子線が試料の原子に当たり跳ね返されて出てくる電子であり，原子番号や結晶方位など試料の組成分布を反映している。

　試料に照射する電子線は，**電子銃**（electron gun）により発生させる。電子銃には熱電子銃と電界放出電子銃がある。熱電子銃は，陰極のタングステンのフィラメントを2 800 K程度の高温に加熱し，熱電子を放出させる。この熱電子を陽極である金属板に正の高電圧をかけることによって電子線がつくり出される。電子線は集束レンズと対物レンズにより細められ，この細い電子線で試料上を走査する（**図9.1**）。集束レンズと対物レンズは，ガラスレンズではなく，電子線に干渉できる磁場や電場を利用した電子レンズが使用される。電界放出電子銃は，100 nm程度の太さのタングステン単結晶をエミッタとし，その前方の陽極としての金属板に電圧をかけると，エミッタから電子がトンネル効果によって放出されて電子線となる仕組みである（**図9.2**）。電界放出電子銃でつくられる電子線は，熱電子銃による

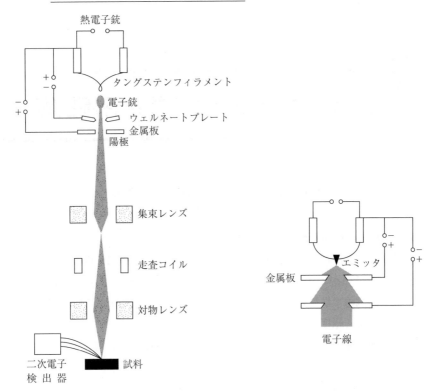

図 9.1 走査電子顕微鏡の基本構造

図 9.2 電界放出電子銃

電子線よりも細いので高い解像度を得ることができる。

電子線は試料の奥深くまでは入り込めないので，二次電子は試料の表面近傍からしか発生しない。試料表面が傾いていると斜面の右側では二次電子の発生量が多くなり，逆に斜面の左側では発生する二次電子が少なくなる（図 9.3）。すなわち，試料表面の傾きによって二次電子の発生量が異なるため，表面の傾き情報から表面

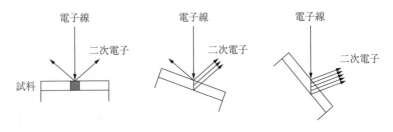

図 9.3 試料の傾きによる二次電子の発生

全体の凹凸を像として表示することができる。一方，反射電子は，試料表面の元素により発生量が異なり，原子番号が大きくなるほど発生する反射電子も多くなる。

9.1.2 透過電子顕微鏡

薄片化した試料に電子銃からの電子線を照射すると，試料を透過して出てくる透過電子と，電子と試料との間でエネルギー授受のない**弾性散乱電子**（elastically scattered electron，**回折電子**ともいう），および電子と試料との間でエネルギーの授受を伴う**非弾性散乱電子**（inelastically scattered electron）が発生する（**図 9.4**）。

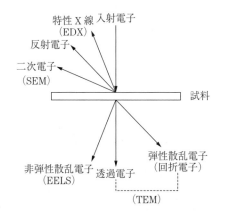

図 9.4 試料と電子線の相互作用

透過電子や弾性散乱電子は透過電子顕微鏡（**図 9.5**）に利用される。透過電子顕微鏡では，散乱電子をカットし，蛍光板あるいは CCD カメラで透過電子の空間分布を記録したものを**明視野像**という。弾性散乱電子は試料の原子により軌道が曲げられた電子である。試料の各原子の原子核の近くを通過した電子は原子核の陽電荷に引き寄せられて軌道が曲がり，原子核から離れたところを通過する電子は，原子核の陽電荷が電子雲の負電荷によって打ち消されるため直進する。すなわち，高角度で散乱された電子は原子核の近くを通過した電子で，小角度で散乱された電子は原子核から離れたところを通過した電子である。この電子の回折パターンから試料の結晶構造や結晶方位などの情報を得ることができる。このような散乱電子によって得られる像を**暗視野像**という。透過電子顕微鏡では，集束レンズで電子線の平行性を調節し，観察したい試料に照射する。試料からの回折電子は，対物レンズによって，試料のある結晶格子面でブラッグ反射した電子線を焦点面上に集める（**図 9.6**）。ブラッグ反射とは，電子線が結晶の格子面に当たったとき，個々の原子に

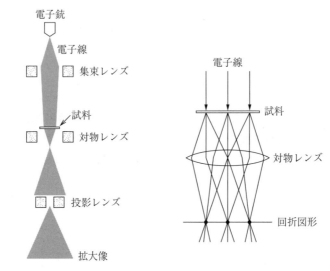

図 9.5　透過電子顕微鏡の基本構造　　図 9.6　対物レンズの役割

よってさまざまな方向へ散乱した電子の中で，特定の方向に散乱した電子のみが位相を強め合って回折波として現れる電子線の，特定の入射角における電子の反射である（9.3.2項 参照）。この条件を満たしていないと回折波は打ち消しあって消えてしまう。一度に多数の格子面が反射を起こしているときは，電子線回折像が得られる。

電子の非弾性散乱には，走査電子顕微鏡に利用される二次電子および反射電子，エネルギー分散型X線分光（energy dispersive X-ray spectrometry, EDX）に利用される特性X線電子，あるいは電子エネルギー損失分光（electron energy-loss spectroscopy, EELS）に利用される非弾性散乱電子などがある（図9.4）。エネルギー分散型X線分光では元素の組成を知ることができ，電子エネルギー損失分光では軽元素の組成や結合状態の解析を行うことができる。

9.1.3　原子間力顕微鏡

原子間力顕微鏡（atomic force microscope, **AFM**）は，観察したい試料の表面を探針で走査することによって形態を観察する方法である。原子間力顕微鏡では，やわらかいレバーの先端に探針という先の尖った針が付いているカンチレバーを用いる。探針が試料表面をなぞると，表面の凸凹によってカンチレバーがたわみ，上下

運動する．カンチレバーにレーザー光を当てると，レーザー光の反射方向から上下運動の大きさを像として表すことができる（**図9.7**(a)）．実際には，現在開発されている多くの原子間力顕微鏡では，カンチレバーは動かず，試料を載せたステージが上下するようにフィードバック機能が働いている．これは，試料の変形による誤差を解消するためである．試料がカンチレバーに比べて十分かたい場合は，カンチレバーの上下運動は試料の表面形状を正確に反映するが，試料がやわらかい場合は，カンチレバーによって試料の表面が変化してしまう．したがって，カンチレバーにかかる力をなるべく弱くする必要がある．カンチレバーに弱い力をかけ，この力を維持するようにフィードバック制御してステージを上下運動させると，試料のかたさの影響を最小限に留めることができる．このような測定モードを**コンタクトモード**（contact mode）と呼ぶ（図(b)）．

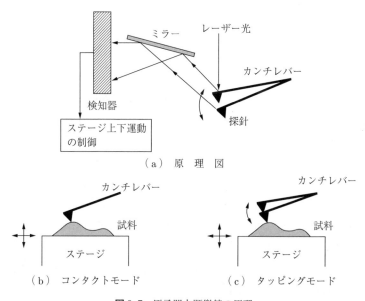

図9.7 原子間力顕微鏡の原理

しかし，コンタクトモードでは，試料表面を探針が走査するとき横方向の力がかかり，この横方向の力によってもカンチレバーはたわみを生じる．カンチレバーを共振周波数近傍で強制振動させると10 nm程度の振幅となる．この状態で探針を試料に近づけていき，探針が試料に接触するとカンチレバーの振幅あるいは振動数が変化するので試料表面の凸凹に関する情報を得ることができる．実際には，カン

チレバーの振幅が一定になるようにフィードバック制御することによって,振幅の変化がゼロになるように試料を載せたステージを上下させる。このような測定モードを**タッピングモード**(tapping mode)と呼ぶ(図(c))。タッピングモードは,生体試料などのやわらかく探針によって傷つきやすい試料の形態観察に向いている。

原子間力顕微鏡では,カンチレバーの先に付いている探針の大きさが解像度に大きく影響する。探針は,カンチレバーごとシリコン基板から,光リソグラフィー法によって作製されることが多い。

9.1.4 ナノ粒子のサイズ測定

薬剤のキャリアとしての開発されたナノ粒子は,どの程度のサイズであるのかを知る必要がある。新たに開発されたナノ粒子では,粒子の合成におけるどのような因子が粒子サイズに影響するのかわからない。粒子合成においてサイズを決定する因子を見出し,その因子によってサイズを制御することは,キャリア開発にとって重要な工程である。

ナノ粒子のサイズ測定には,直接観察による方法と光散乱を利用する方法がある。直接観察は,電子顕微鏡で多くのナノ粒子を観察し,それぞれの粒子の直径(サイズ)を測定することによって平均サイズを求める方法である。この方法では数万個程度の粒子のサイズを計測する必要があり,電子顕微鏡による観察像をコンピューター上で画像処理することによって求める。電子顕微鏡による直接観察法では粒子の形態に関する情報を得ることができるが,電子顕微鏡では乾燥した粒子を観察するので,水分によって膨潤するような粒子の水中での正確なサイズを求めることはできない。

一方,粒子群にレーザー光を照射してその散乱光からサイズを求める**動的光散乱法**(dynamic light scattering, **DLS**)では,水溶液中での粒子のサイズを求めることができる。水溶液中に分散しているナノ粒子はブラウン運動している。動的光散乱法では,水溶液中でブラウン運動しているナノ粒子にレーザー光を当て,散乱光の干渉による強度分布の時間的なゆらぎを観測することによって,光子相関法により自己相関関数を求める。この自己相関関数により粒子の拡散係数を知ることができ,粒子サイズを算出することができる。

ブラウン運動をしている粒子群にレーザー光を当てると,各粒子により散乱され

た光はたがいに干渉する。各粒子はランダムなブラウン運動により相対位置が時間とともに変化するので,散乱光の干渉パターンも時間的に変化することになる（図9.8）。ブラウン運動による散乱光強度の時間的な変化（ゆらぎ）から,光子相関法によって自己相関関数を求めることができる。すなわち,ある任意の時間から短時間経過したときは,粒子間の相対的な位置はあまり変わらないので散乱光強度の変化も小さく,したがってある任意の時間と短時間経過したときの散乱光強度の相関は高くなる。しかし,ある任意の時間からさらに時間が経つと,粒子間の相対的位置は大きく変化するので散乱光強度の相関は低くなる。このとき,大きな粒子の運動は小さいので粒子間の相対的な位置はゆっくり変化し,小さな粒子の運動は大きいので粒子間の位置は早く変化する（図9.8）。この時間的な変化から粒子の拡散係数を算出することができる。すなわち,小さな粒子では拡散が速く,大きな粒子では拡散が遅いことを意味している。拡散係数がわかればストークス・アインシュタイン（Stokes-Einstein）の式により粒径を求めることができる。電子顕微鏡での直接観察ではそれぞれの粒子のプライマリーサイズが計測できるが,動的光散乱法では水溶液中での粒子サイズであり,粒子が水溶液中で集塊を形成する場合は,プライマリーサイズではなく集塊サイズ,すなわちハイドロダイナミックサイ

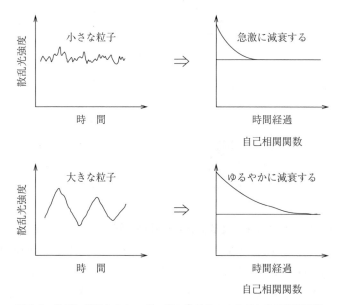

図9.8 粒子に照射したレーザー光の散乱光のゆらぎと自己相関関数

ズの粒度分布に関する情報を得ることになる。

粒子径が 40 nm 以上であれば，レーザー回折・散乱法によって粒度分布を求めることができる。この方法は，粒子にレーザー光を照射したとき粒子のサイズによって回折・散乱光の光強度分布が異なることを利用した計測法である。ミクロンサイズの粒子にレーザー光を照射すると，回折散乱光はレーザー光の進行方向である粒子の前方に集中する（**図 9.9(a)**）。ミクロンとナノの境界である 1 μm 付近の粒子にレーザー光を照射すると，回折散乱光は粒子の前方から得られるが，ミクロンサイズの粒子の回折散乱光の空間パターンに比べて周囲に広がる（図(b)）。粒子サイズがさらに小さくなると，レーザー光の進行方向に対して前方のみならず粒子の側方や後方にも回折散乱光が広がる（図(c)）。このような回折散乱光の光強度分布の空間的パターンの違いによって，粒子のサイズを求めることができる。しかし，粒子サイズがレーザー光の波長より小さくなると，回折散乱光の空間的光強度パターンと粒径との相関がなくなってしまう。レーザー回折・散乱法は気体中および水溶液中のどちらの粒度分布も測定することができる。

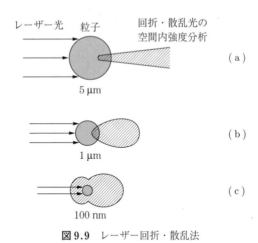

図 9.9 レーザー回折・散乱法

9.1.5 メソ細孔ナノ粒子の比表面積と細孔径の解析

メソ細孔ナノ粒子の単位重量当りの表面積と細孔径は，**物理ガス吸着法**（physical gas adsorption method）によって求めることができる。細孔構造をもつ粒子に吸着ガスとして N_2 を導入すると，細孔粒子の表面にガス分子が単分子層を形成し，さらに相対圧を上昇させるとガス分子が積み重なって多分子層を形成する（**図**

9.10)。相対圧とは吸着平衡状態のときのガスの圧力(吸着平衡圧)Pと飽和蒸気圧P_0の比$P:P_0$である。一般にガスの細孔粒子表面への吸着は,吸着ガスの気化温度付近で測定するので吸着ガスがN_2の場合,液体窒素の沸点である-196℃での飽和蒸気圧と吸着平衡圧となる。相対圧を横軸に,ガスの吸着体積Vを縦軸にプロットすると,**吸着等温線**(adsorption isotherm)が得られる。吸着等温線は,粒子の形状によってⅠ型からⅥ型までの六つのタイプに分けることができる(**図9.11**)。

Ⅰ型は,粒子に直径2 nm以下のマイクロ細孔があるときで,ラングミュア(Langmuir)型と呼ばれる。Ⅱ型は細孔がないか,あるいは直径50 nm以上のマク

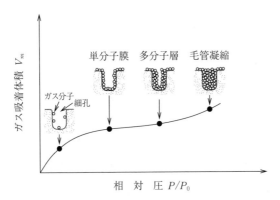

図9.10 細孔のガス吸着プロセス

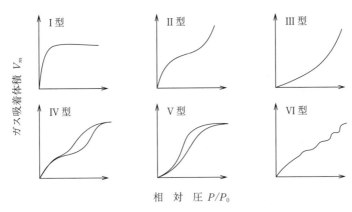

図9.11 ガス吸着等温線のタイプ

ロ細孔があるときで，BET 型と呼ばれる。III 型も，II 型と同じく細孔がないか，あるいはマクロ細孔が存在するときのパターンである。IV 型と V 型は，相対圧を上昇させたときのガスの吸着量と相対圧を減少させたときのガスの脱着量が異なるヒステリシスをもつ，直径 2～50 nm のメソ細孔の存在を示している。VI 型は，細孔のない平滑表面への段階的な多分子層の形成を示すパターンである。これらの吸着等温線から，BET の吸着等温式を使って粒子の比表面積を求めることができる。BET とは，この吸着等温式を提案した Brunauer，Emmett，Teller の 3 人の頭文字に由来する。BET 吸着等温式は，相対圧 P/P_0 が 0.05～0.35 の範囲内で

$$\frac{P}{V(P_0 - P)} = \frac{1}{V_m C} + \frac{C-1}{V_m C} \frac{P}{P_0}$$

で表される。ここで，V_m は単分子層の吸着ガスの体積〔m³〕，C は BET 定数で，粒子表面における吸着ガスの吸着エンタルピーに関係する定数である。

吸着ガスが N_2 で，測定を液体窒素の沸点である -196℃で行うと，蒸気圧 P_0 は気圧とほぼ等しくなる。相対圧が 0.05～0.35 の範囲で吸着等温線から $P/\{V(P_0 - P)\}$ を計算し，相対圧に対してプロットすると直線関係が得られる（図 9.12）。この直線プロットから傾きである $(C-1)/(V_m C)$ と，切片である $1/(V_m C)$ を求めることができる。これらの値から $V_m (= 1/($傾き$+$切片$))$ と $C(= ($傾き$/$切片$) + 1)$ が計算される。吸着ガスが N_2 の場合，N_2 が液体で存在する温度において多くの固体粒子に対して $C \gg 1$ となるので

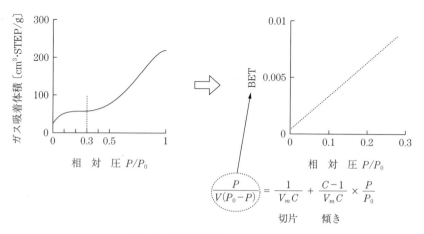

図 9.12 吸着等音線と BET プロット

$$\frac{P}{V(P_0 - P)} = \frac{1}{V_m} \frac{P}{P_0}$$

と簡略化することができる.しかし,この式はⅢ型とⅤ型には適用することはできない.

これらの式によって得た V_m の値から粒子の比表面積 S [m^2/g] は

$$S = \frac{V_m N a}{22\,400\,m}$$

で求めることができる.ここで N はアボガドロ数 (6.02×10^{-23}/mol),a は吸着ガス1個の有効断面積で N_2 の場合は 0.162×10^{-18} [m^2],m は粒子の質量 [g],22 400 は標準状態での吸着ガス1 mol の体積 [ml] である.

細孔構造をもつ粒子の 2 nm 以上の細孔径は,毛管凝縮に関するケルビン (Kelvin) の式を使って求めることができる.メソ細孔の細孔壁にガスが多分子層を形成すると,ガスは液体となり毛管凝縮が生じ,ガス相と吸着層の界面にメニスカスができる (**図 9.13**).メニスカスとは表面張力によって生じる液体の凹状あるいは凸状の表面状態のことである.このような毛管凝縮状態では以下に示すケルビンの式が成立する.

$$\ln \frac{P}{P_0} = -\frac{2 V_L \gamma \cos \theta}{rRT}$$

ここで V_L は毛管凝縮によって液化した吸着ガス分子のモル体積 [m^3/ml],γ は凝縮層の表面張力 [N/m],θ は接触角,r は細孔の半径,R は気体定数,T は温度である.このケルビンの式を変形すると

$$r = -\frac{2 V_L \gamma \cos \theta}{RT \ln(P/P_0)}$$

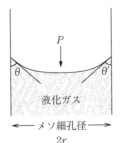

図 9.13 吸着ガスの毛管凝縮

となり細孔半径を求めることができる。

9.2 ゼータ電位

　負に帯電した核酸医薬は，正に帯電したキャリア粒子表面に静電的相互作用で結合させることができる。静電的相互作用で薬剤をキャリア粒子に結合させることを意図した場合，合成したキャリア粒子の表面の電荷状態を知る必要がある。しかしながら，粒子表面の電荷を直接測定することは困難であるため，一般的には**ゼータ電位**（ζ potential）を計測することになる。

　粒子がイオンを含む水溶液中に存在するとき，粒子表面が正に帯電していれば負のイオンが引き付けられ，粒子表面が負に帯電していれば正のイオンが引き寄せられる。引き寄せられるイオンの濃度は，粒子表面から遠ざかるほど低くなる。粒子はブラウン運動や重力で移動するので，引き寄せられた粒子表面のイオンは粒子と一緒に移動することができるが，粒子表面から離れたイオンは粒子と一緒に移動しない。このとき，粒子と一緒に移動することができる粒子表面に強く引き寄せられているイオンの層をシュテルン層あるいは固定層と呼び，粒子の表面電荷がイオンの移動に影響を及ぼす限界の面をすべり面と呼ぶ。このすべり面の電位をゼータ電位という（**図9.14**）。

　ゼータ電位は電気泳動法によって測定される。粒子に電場を与えると，粒子は逆の極性をもつ側に移動し，その移動速度は粒子の表面電荷に依存する。したがっ

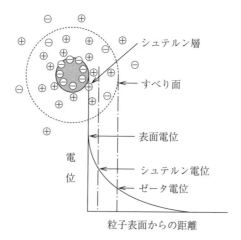

図9.14　ゼータ電位

て，粒子の移動速度をレーザー光で測定すればゼータ電位を求めることができる．

粒子のゼータ電位が正あるいは負の大きな値を示す場合，粒子同士の反発で粒子は分散するが，ゼータ電位が低いと粒子同士の凝集力のほうが大きくなり，その結果，粒子は集塊を形成する．

ゼータ電位は溶液の温度や組成，pH により大きな影響を受ける．中でも pH は粒子のゼータ電位に最も大きな影響を与える．負のゼータ電位をもつ粒子は，アルカリ溶液中では負電荷がさらに強くなり，溶液の pH を低くするとゼータ電位は 0 になり，さらに pH を低くすると正の電荷が強くなる．ゼータ電位が 0 になる pH を等電点と呼ぶ．ゼータ電位が −30 mV を超えるアルカリ溶液中，あるいはゼータ電位が 30 mV を超える酸性溶液中では，粒子同士の反発が強いので，粒子は安定に分散する（**図 9.15**）．

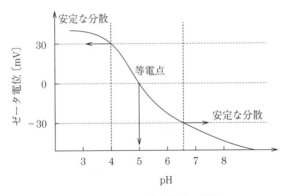

図 9.15 ゼータ電位と粒子の凝集

9.3　ナノマテリアルの化学構造解析

9.3.1　赤外分光法

赤外分光法（infrared spectroscopy）は，試料に 2.5〜25 μm（波数 4 000〜400 cm^{-1}）の赤外光を照射し，透過あるいは反射した光を測定することで試料の化学構造に関する情報を得る分析法である．0.2〜0.78 μm の紫外可視光では電子遷移により光が吸収されるが，赤外光は電子遷移よりもエネルギーの小さい分子結合の振動や回転運動によって吸収される（**図 9.16**(a)）．試料の化学構造によって分

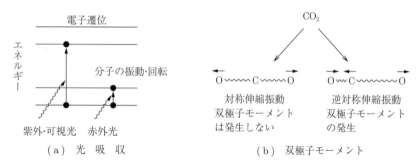

図 9.16 分子による光吸収と双極子モーメント

子結合の振動や回転を励起するために必要な赤外光エネルギーが異なるので，赤外光の波数に対する透過率 T〔%〕あるいは反射率 R〔%〕をプロットした赤外吸収スペクトルにより，試料の化学構造に関する情報を得ることができる．ただし，**双極子モーメント**（dipole moment）が変化しない分子結合の振動は，赤外光を吸収しない．例えば，直線状構造の CO_2 では，逆対称伸縮振動しているときは双極子モーメントが発生するので赤外光を吸収できるが，対称伸縮振動しているときは振動していても双極子モーメントが発生しないので赤外光を吸収することができない（図 (b)）．H_2 や O_2，N_2 は対称伸縮振動のみであるので赤外分光では測定することができない．ヒドロキシ基(OH)，カルボニル基(CO)，ニトロ基(NO_2)，アミノ基(NH_2) などの官能基に吸収される赤外光の波長は固有でありデータベース化されているので，赤外吸収スペクトルは有機物質の同定に利用されることが多い．

　赤外吸収スペクトルは，**フーリエ変換赤外分光光度計**（fourier transfer infrared spectrophotometer, **FTIR**）により測定される（**図 9.17**）．赤外分光光度計は，光源から出射した赤外光をビームスプリッタで透過光と反射光の二つの光路に分離する．透過光は固定鏡で反射させて再びビームスプリッタに戻り試料に照射される．反射光は移動鏡で反射させビームスプリッタに戻り試料に照射される．移動鏡は，位置を移動することにより時間に伴って固定鏡から反射した光との間で光路差が変化するので，干渉波（インターフェログラム）が生じる．移動鏡の各位置における干渉波を検出器で検出し，フーリエ変換によって波長（波数）成分に分離する．赤外分光スペクトルは，試料がないときと試料があるときのスペクトルの比を透過率として表す．

9.3 ナノマテリアルの化学構造解析　　197

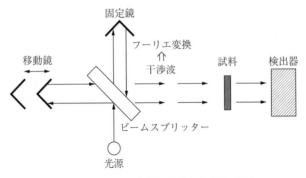

図9.17　フーリエ変換赤外分光光度計の構成

9.3.2　X 線 回 折

X線回折（X-ray diffraction，**XRD**）は，試料にX線を照射し試料の原子の周りにある電子によって散乱したX線を測定することによって，試料の構成元素や結晶サイズ，結晶化度を解析する方法である。X線回折には，原子が規則正しく配列している物質の原子間隔と同程度である，0.5～3 Åの波長のX線が使われる。X線の波長と同程度の距離にある電子によって散乱されたX線は，ある特定の方向で干渉し，その結果，強いX線を生じる回折現象が起こる。

第1格子面と第2格子面の距離が d である試料に波長 λ のX線を照射すると，第1格子面で散乱されたX線と第2格子面で散乱されたX線の光路差は $2d\sin\theta$ となる（**図9.18**(a)）。θは**ブラッグ角**（Bragg angle）といい，入射X線方向と回折X線方向との間にできる**散乱角**（scattering angle，**回折角**ともいう）2θの半分である。この光路差が入射X線の波長の正数倍のとき回折X線は干渉して強まるの

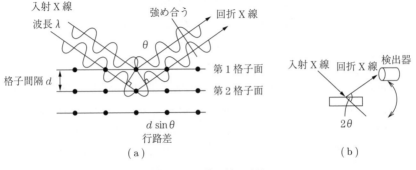

図9.18　X線回折の原理

で，観測することが可能になる．散乱角が10～90°のX線は**広角X線散乱**（wide angle X-ray scattering），散乱角が5°以下のX線は**小角X線散乱**（small angle X-ray scattering）と呼ばれる．

広角X線散乱の代表的なものには単結晶X線回折と粉末X線回折がある．単結晶X線回折は，単結晶の試料を対象としたX線回折法であり，低分子からタンパク質などの生体高分子に至る試料の立体構造を知ることができる．粉末X線回折法は，粉末状の結晶あるいは結晶粒子の集合体である多結晶体を観測する方法である．粉末X線回折法では，試料にX線を照射し，X線検出器を入射X線と回折X線を含む平面内で散乱角2θ方向へ移動させることによって散乱角に対する回折X線強度を測定する（図9.18(b)）．回折X線のピーク位置（散乱角）から試料の格子面間隔が，ピーク幅から結晶粒のサイズや格子のひずみが，ピークの高さであるX線回折強度から原子や分子の並びと原子種がわかる（**図9.19**）．粉末X線回折ではさまざまな物質の回折パターンがデータベース化されているので，測定したX線回折パターンをデータベースと比較することにより未知の試料を同定することができる．

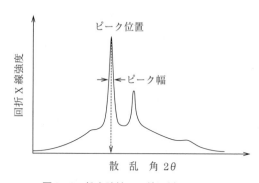

図9.19 粉末試料のX線回折パターン

小角X線散乱では，1～100 nm程度のサイズの試料を計測することができる．1～100 nmのサイズの試料は透過電子顕微鏡や原子間力顕微鏡で観察できるが，これらの顕微鏡は薄片試料や試料の表面しか観察できない．一方，小角X線散乱ではX線の透過性によりバルクの試料の構造を調べることができる．また，小角X線散乱では，高分子や脂質，コロイドなど広角X線回折法に比べて構造規則性が低い物質の構造解析にも適用できる．試料が球状の粒子の場合，粒子内の密度が均

9.3 ナノマテリアルの化学構造解析

一と仮定すると，散乱角（2θ）が大きくなるほど回折X線強度は減衰する。この減衰は粒子のサイズや形態に依存し，粒子サイズが大きくなるほど回折強度の減衰は小角領域で起こり，粒子サイズが小さいと減衰はゆるやかになる（**図9.20**(a)）。これは，粒子サイズが大きくなると散乱角が小さくなり，逆に粒子サイズが小さくなると散乱角が大きくなるためである（図(b)）。ロッド状の粒子では直径に対して長さが長いため，散乱角に対する回折強度の減衰は大きな球状粒子と小さな球状粒子の減衰の中間的なパターンとなる。

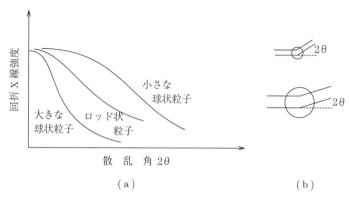

図 9.20 粒子の形状による小角X線散乱パターン

小角X線散乱の解析では，回折強度は散乱角（2θ）ではなく散乱ベクトルとの関係で表すことが多い。散乱ベクトル（q）は

$$q = \frac{4\pi \sin\theta}{\lambda}$$

で表される。散乱ベクトルqは，長さの逆数〔$\mathrm{nm^{-1}}$〕の次元をもつ。

試料が粒子のとき，散乱ベクトルが大きくなるに従って，粒子サイズ，粒子の形態，粒子表面の形状の情報が順次得られる（**図9.21**）。半径がRの球状粒子では，粒子サイズは小角領域（ここでは5°以下の小角の中のさらに小角領域のこと）の回転半径R_gから得られる。回折X線強度を$I(q)$とすると，小角領域では$I(q) \propto \exp(-q^2 R_g^2/3)$であるので，$R_g$が求まる。さらに$R_g = (3/5R)^{1/2}$であるので，$R_g$がわかれば粒子の半径$R$を知ることができる。中角領域（ここでは5°以下の小角の中の中角領域のこと）では，粒子が球状のとき$I(q) \propto q^{-4}$，円盤状のとき$I(q) \propto q^{-2}$，ロッド状のとき$I(q) \propto q^{-1}$という関係が成立し，粒子の形態がわかる。広角領域

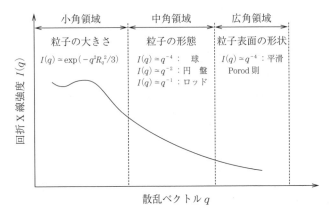

図 9.21 小角 X 線散乱のパターンから得られる情報

(ここでは 5°以下の小角の中の広角領域のこと) では，Porod 則から表面形状を知ることができる。粒子表面が平滑であれば $I(q) \propto q^{-4}$ となる。

9.3.3 ラマン分光法

電子線が試料に当たると弾性散乱電子（回折電子）と非弾性散乱電子が生じるが，光が試料に当たると弾性散乱光と非弾性散乱光が生じる（図 9.4）。弾性散乱光は入射した光と同じ波長の光の散乱で**レイリー散乱**（Rayleigh scattering）と呼ばれ，非弾性散乱は入射した光が試料の分子振動によって異なる波長に散乱された光で**ラマン散乱**（Raman scattering）と呼ばれる（**図 9.22**）。ラマン散乱光はレイリー散乱光に比べて 10^{-6} 倍程度の微弱な光である。ラマン分光法は，ラマン散乱光を調べることにより試料の化学結合の種類，結晶性，結晶格子のゆがみを知る解析法である。

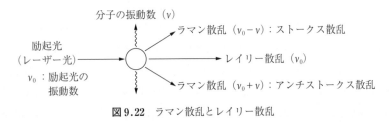

図 9.22 ラマン散乱とレイリー散乱

ラマン散乱は，ラマン分光光度計によって解析される．ラマン分光光度計では単色光のレーザーを励起光源として試料に照射し，ラマン散乱光の波長と強度に関する情報を得る．ラマン散乱光は，励起波長よりも長波長側の**ストークス散乱**（Stokes scattering）と短波長側の**アンチストークス散乱**（anti-Stokes scattering）がある（**図9.23**）。一般的なラマン分光法では，散乱強度が大きいストークス散乱光が解析に利用される．励起波長とストークス散乱光の波長の差を**ラマンシフト**と呼び，ラマンシフトを横軸に，散乱強度を縦軸にプロットした図を**ラマンスペクトル**という．ラマンスペクトルでは，ピーク位置，すなわちラマンシフトから試料の化学結合の種類を，ピークの幅から結晶性に関する情報を，ピーク位置のシフトから結晶格子のひずみに関する情報を得ることができる．

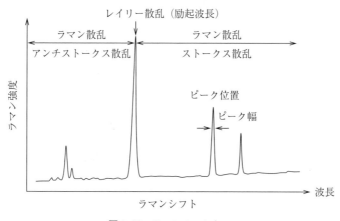

図9.23　ラマンスペクトル

ラマン分光法では，固体，粉体，液体，気体のいずれの試料も測定することができ，無機化合物および有機化合物にも適用することができる．ラマン分光法は赤外分光法と同じく分子の振動による情報を得る方法であるので，分子の結合の種類に関してはラマン分光も赤外分光も同じ波長に検出される．しかしながら，赤外分光法は分子内に電場の偏りがある双極子モーメントに依存した強い吸収ピークが現れるのに対し，ラマン分光法では励起光によって分子内で電子の偏りが生じることで発生した双極子モーメントに依存した強いピークが現れる．また，X線回折では結晶物質の結晶の種類と結晶格子間の距離を知ることができるが，ラマン分光では結晶格子間の距離に関する情報を得ることはできない．

9.4 示差走査熱量分析

示差走査熱量分析(differential scanning calorimetry, **DSC**)は,測定温度範囲で一定の比熱容量の基準物質と測定したい試料との熱量の差を測定することによって,試料のガラス転移点,結晶化点,熱硬化点,融点,比熱などの情報を得る方法である(**図9.24**)。示差走査熱量測定には,熱流束示差走査熱量測定と入力補償示差走査熱量測定がある。熱流束示差走査熱量測定は,試料と基準物質の入ったチャンバー内の温度を変化させたときに生じる試料と基準物質の温度差を測定し,その温度差から単位時間当りの熱エネルギーの入力差を求める方法である。一方,入力補償示差走査熱量測定は,試料と基準物質の温度が等しくなるように両者に与えた熱エネルギーの入力差を温度の関数として測定する方法である。どちらの測定法を用いても得られる結果に大きな違いはない。

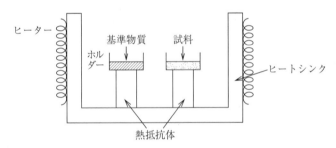

図9.24 示差走査熱量計の構成

物質の熱挙動は主に発熱と吸熱である。ポリ乳酸のようなポリマーの示差走査熱量分析では,温度上昇に伴ってガラス転移,結晶化,融解が順次観察される(**図9.25**)。ガラス転移は変化がわずかであり判別が困難であるが,一般にはベースラインと下にシフトした変曲点での接線の交点をガラス転移点とする。結晶化点や融点はピークで現れることが多いので,その場合は判別が容易である。結晶化は発熱反応として熱が放出され,ピークトップを結晶化点とする。一方,融点は吸熱反応であり吸熱ピークを融点とする。このような示差走査熱量測定からは試料の化学的性質のみならず試料の純度を知ることができるので,医薬品の純度検定にも利用されている。

9.4 示差走査熱量分析

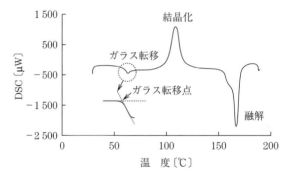

図 9.25 DSC サーモグラム（ポリ乳酸の DSC サーモグラム）

参 考 文 献

第1部の参考文献
1) Peter Parham（笹月健彦 監訳）：エッセンシャル免疫学，メディカル・サイエンスインターナショナル（2008）
2) 小安重夫 編：免疫学がわかる，わかる実験医学シリーズ，羊土社（2002）

第2部の参考文献
1) 田畑泰彦 編：絵でわかる ナノDDS，遺伝子医学別冊，メディカルドゥ（2007）
2) 永井恒司 監修：DDSの基礎と開発，CMCテクニカルライブラリー，シーエムシー出版（2006）
3) 石原一彦，畑中研一，山岡哲二，大矢裕一：バイオマテリアルサイエンス，東京化学同人（2003）
4) 山本重夫 監修：量子ドットの生命科学領域への応用，バイオテクノロジーシリーズ，シーエムシー出版（2007）
5) 田畑泰彦 編：ドラッグデリバリーシステムDDS技術の新たな展開とその活用法，遺伝子医学別冊，メディカルドゥ（2006）
6) 永井恒司・岡田弘晃 監修：ドラッグデリバリーシステムの新展開II，ファインケミカルシリーズ，シーエムシー出版（2012）
7) 原島秀吉・田畑泰彦 編：ウイルスを用いない遺伝子導入法の材料，技術，方法論の新たな展開，メディカルドゥ（2006）

第3部の参考文献
1) 秋吉一成・石原一彦・山岡哲二 監修：先端バイオマテリアルハンドブック，エヌ・ティー・エス（2012）

〔補足〕 1章の自然免疫および2章のアジュバント，ガンワクチンに関しては多くの学術論文を参考にした．また，9章に関してはナノマテリアルの評価装置メーカーのホームページなども参考にした．

索引

【あ】

アジュバント	46, 65
アデノウイルス	90
アデノウイルスベクター	65
アデノ随伴ウイルス	91
アテロコラーゲン	144
アネキシンV	171
アビジン	97
アプタマー	73
アポトーシス	23, 171
アミノプロピルトリエトキシシラン	166
アミロイドβ	66
アラム	47
アルギン酸	139
αヘリックス構造	95
アレルギー疾患	19
アレルギー症状	73
アレルゲン	20
暗視野像	185
アンチストークス散乱	201
アンチセンスDNA	67
アンチセンスRNA	67

【い】

一本鎖RNA	27
イミダゾキノリン誘導体	28
イムノセラピー	44
飲作用	10
飲食作用	2
インターフェロン	9, 25
インターロイキン	9
インターロイキン-12	16
インターロイキン-2	14
インターロイキン-4	16
インフラマソーム	38

【え】

エクソソーム	119
エネルギー準位	151
エレクトロポレーション	65
炎症	24
炎症性サイトカイン	9, 24
エンドサイトーシス	2
エンドトキシン	29
エンベロープ	89

【お】

オートクライン	15
オプソニン化	8
オリゴデオキシヌクレオチド	50

【か】

カーボンナノチューブ	157
開環重合	127
回折角	197
回折電子	185
化学気相成長法	157, 159
核移行シグナルペプチド	98
核酸医薬	67, 78
獲得免疫	3
カチオン性ポリマー	122
カチオン性リポソーム	104
価電子帯	151
カプシド	89
ガラス状態	128
ガラス転移温度	127
顆粒球	4
関節性リウマチ	19
ガンワクチン	61

【き】

記憶B細胞	18
キチン	140
キトサン	122, 140
吸着等温線	191
競合法	175
共重合体	126
共焦点レーザー走査蛍光顕微鏡	180
胸腺	5
金ナノ粒子	146

【く】

クッパー細胞	24
クラススイッチ	17
グラフェン	157
グラフト共重合体	126

【け】

形質細胞	7
形質細胞様樹状細胞	26
形質転換	42
形質転換試薬	104
血小板	4
ケモカイン	9
ゲル	142
原子間力顕微鏡	186

【こ】

好塩基球	4
広角X線散乱	198
後期エンドソーム	54
抗原	5
抗原受容体	16
抗原提示細胞	5
交互共重合体	126

索引

【あ】

好酸球	4
合成ポリマー	121
抗体	3
抗体医薬	73
好中球	2, 4
骨髄系前駆細胞	5
コラーゲン	140
コレステロール	101
コンタクトモード	187

【さ】

サイトカイン	2, 9
サイトトキシン	23
サイトメーター	172
サイトメトリー	172
細胞傷害性T細胞	12, 21
細胞内ターゲッティング	77
細胞内動態	83
サンドイッチ法	175
散乱角	197

【し】

自己抗原	19
自己抗体	41
自己分泌	15
自己免疫疾患	19, 69
示差走査熱量分析	202
脂質二重膜	102
脂質分子	99
自然免疫	2, 23
シゾフィラン	141
脂肪族ポリエステル	125
集塊	106
樹状細胞	5
受動的ターゲティング	80
腫瘍壊死因子	9
主要組織適合遺伝子複合体	10
受容体介在エンドサイトーシス	10
小角X線散乱	198
初期エンドソーム	54
食細胞	2
親水性末端	99

【す】

水酸アパタイト	161
ステルスリポソーム	118
ストークス散乱	201

【せ】

生体吸収性ポリマー	125
生分解性ポリマー	84, 125
赤外分光法	195
ゼータ電位	194
赤血球	4
ゼラチン	140
セルソーター	174
全身性エリスマトーデス	19
センダイウイルスベクター	66
前方散乱光	175

【そ】

双極子モーメント	196
走査電子顕微鏡	183
相転移	120
相溶性	132
側方散乱光	175
疎水性末端	99

【た】

大飲作用	10
体内動態	80
ターゲッティング	77
タッピングモード	188
単球	4
弾性散乱電子	185

【ち】

窒化ホウ素	159
中和	8

【て】

ディフェンシン	23
適応免疫	3
デコイDNA	70
テトラエトキシシラン	164
テレケリックポリマー	131

【と】

電子銃	183
転写因子	14
伝導帯	151
デンドリマー	136
デンドロン脂質	139
天然ポリマー	121
動的光散乱法	188
ドラッグデリバリーシステム	76
トランスフェリン受容体	80
トール様受容体	26
貪食作用	10

【な】

ナイーブT細胞	6
ナチュラルキラー細胞	24

【に】

二本鎖RNA	27

【ね】

ネクローシス	171
粘液	2
粘膜	2
粘膜関連リンパ組織	87

【の】

能動的ターゲティング	80

【は】

敗血症	29
ハイドロゲル	142
ハイドロダイナミックサイズ	106, 189
白血球	3, 4
パラクライン	15
パラ分泌	15
パリンドローム配列	51
バンドギャップ	151

【ひ】

ヒアルロン酸	140

ビオチン	97	ヘルパー 2T 細胞	7	メソ細孔シリカナノ粒子	164
非競合法	175	ヘルパー T 細胞	7	免疫寛容	87
非弾性散乱電子	185	変 性	144	免疫記憶	3
ヒトパピローマウイルス	62	変性温度	144	免疫記憶細胞	7
ピノサイトーシス	10			免疫複合体	41
非メチル化 CpG	28	【ほ】			
表面抗原	6	傍分泌	15	【よ】	
表面プラズモン	148	ホーミング現象	88	葉酸受容体	80
ビリオン	90	ホール	152		
		補助刺激分子	14	【ら】	
【ふ】		ホスホジエステル結合	50	ラバー状態	128
ファージディスプレイ	163	ホスホロチオエート化	50	ラマン散乱	200
ファゴサイトーシス	10	補 体	2	ラマンシフト	201
ファゴソーム	10	ポリ-L-リシン	122	ラマンスペクトル	201
ファゴリソソーム	10	ポリアミドアミン	137	ランダム共重合体	126
フーリエ変換赤外分光光度計		ポリエチレンイミン	98, 122	ランダムコイル構造	95
	196	ポリエチレングリコール	117		
物理ガス吸着法	190	ポリグリコール酸	125	【り】	
フラーレン	157	ポリ乳酸	125, 127	リアルタイム定量 PCR 法	177
プライマリーサイズ	106, 189	ポリプレックス	122	リソソーム	10
プラスミド	42	ポリマーアロイ	132	リゾチーム	23
プラスミドベクター	65	ポリマーミセル	124, 132	リピドナノスフェア	104
プラズモン	148			リピドマイクロスフェア	104
ブラッグ角	197	【ま】		リポソーム	99, 103
フルオレセインイソチオシア		マイクロ細孔	164	リポ多糖	27
ネート	155	マクロ細孔	164	量子ドット	150
プルラン	142	マクロ相分離	132	両親媒性	99
フローサイトメーター	171	マクロピノサイトーシス	10	リン酸カルシウム	161
ブロック共重合体	126	マクロファージ	2, 24	リン脂質	99
プロテアソーム	12	マスト細胞	5, 73	リンパ管	5
プロテオリポソーム	113			リンパ球	4
プロトンスポンジ効果		【み】		リンパ節	5
	123, 137	ミクロ相構造	131		
プロピディウムイオダイド	171	ミクロ相分離	132	【れ】	
分子線エピタキシー	159	ミセル	102	レイリー散乱	200
				レトロウイルス	92
【へ】		【む】		レンチウイルス	94
ヘキサゴナル II 相構造	102	ムコ多糖	140		
ベクター	42			【わ】	
ペプチドリポソーム	112	【め】		ワクチン接種	44
ヘマグルチニン	95, 149	明視野像	185		
ヘルパー 1T 細胞	7	メソ細孔	164		

索引

【A】
AFM	186
AIDS	94
AIM2	38
APTES	166

【B】
B7.1	14
B7.2	14
B7 分子	14
BCR	16
B-DNA	36
BNA	72
B 型肝炎ウイルス	45
B 細胞	4, 16

【C】
$CD4^+CD8^-$ ナイーブ T 細胞	7
CD80	14
CD86	14
cGAS	37
CpG	28, 49
CpG モチーフ	53
CVD	159

【D】
DAI	36
DDS	76
DDX41	37
DLS	188
DNA ワクチン	63
DOTAP	104
DOTMA	104
DSC	202
dsRNA	27

【E〜G】
ELISA 法	175
ex vivo	44
Fcγ 受容体	41
FITC	155
FTIR	196
GALA	96, 112

【H】
HA	95, 149
HBV	45
hexon	98
HIV-1	94
HLA	61
HPV	62

【I】
IFI16	37
IFN	9
IL	9
IL-12	16
IL-2	15
IL-4	16

【L, M】
LPS	27
MBE	159
MDA5	35
MHC	10
MHC クラス I	12
microRNA	67
miRNA	68
MyD88	30

【N】
NALP3	39
NK cell	24
NLR ファミリー	39
Nod 2	39
Nod1	39

【O, P】
o/w 型エマルション	130
ODN	50
oil in water 型エマルション	130
PAMAM	137
pDC	26
PEG	117
PEI	122
PGA	125
pH 応答性リポソーム	111
PI	171
PLA	125
PLGA	125
pri-miRNA	68

【R】
RIG-I	33
RNA ポリメラーゼ III	36

【S】
SEM	183
siRNA	67
ssRNA	27
STING	37

【T】
Tat	112
Tat タンパク質	97
TCR	12
TEOS	164
Th1 cell	7
Th2 cell	7
TLR	26
TNF	9
TRIF	30
T 細胞	4
T 細胞受容体	12

【W】
w/o/w 型エマルション	130
w/o 型エマルション	130
water in oil 型エマルション	128
WT1 ペプチド	62

【X】
XRD	197
X 線回折	197

―― 著者略歴 ――

1994年　東京大学大学院博士課程修了（先端学際工学専攻）
　　　　博士（工学）
1994年　三井造船株式会社千葉研究所研究員
1997年　東京大学先端科学技術研究センター助教授
2001年　東京工科大学教授
2005年　物質・材料研究機構主席研究員
2011年　物質・材料研究機構ナノテクノロジー融合ステーション
　　　　ステーション長
2008年　北海道大学生命科学院連携分野教授兼任
　　　　現在に至る

ナノイムノセラピー ― 免疫を制御するナノメディシン ―
Nano Immunotherapy ― Nanomedicine for Immune Regulation ―

© Nobutaka Hanagata 2015

2015年2月27日　初版第1刷発行　　　　　　　　　　　　　★

検印省略	著　者	花　方　信　孝
	発行者	株式会社　コロナ社
	代表者	牛　来　真　也
	印刷所	三美印刷株式会社

112-0011　東京都文京区千石 4-46-10
発行所　株式会社　コロナ社
CORONA PUBLISHING CO., LTD.
Tokyo Japan
振替 00140-8-14844・電話(03)3941-3131(代)
ホームページ　http://www.coronasha.co.jp

ISBN 978-4-339-06748-4　　（金）　　（製本：愛千製本所）
Printed in Japan

本書のコピー，スキャン，デジタル化等の
無断複製・転載は著作権法上での例外を除
き禁じられております。購入者以外の第三
者による本書の電子データ化及び電子書籍
化は，いかなる場合も認めておりません。

落丁・乱丁本はお取替えいたします

ME教科書シリーズ

（各巻B5判，欠番は品切です）

- ■日本生体医工学会編
- ■編纂委員長　佐藤俊輔
- ■編纂委員　稲田　紘・金井　寛・神谷　瞭・北畠　顕・楠岡英雄
  戸川達男・鳥脇純一郎・野瀬善明・半田康延

配本順		書名	著者	頁	本体
A-1	（2回）	生体用センサと計測装置	山越・戸川共著	256	4000円
A-2	（16回）	生体信号処理の基礎	佐藤・吉川・木竜共著	216	3400円
A-3	（23回）	生体電気計測	山本尚武・中村隆夫共著	158	3000円
B-1	（3回）	心臓力学とエナジェティクス	菅・高木・後藤・砂川編著	216	3500円
B-2	（4回）	呼吸と代謝	小野功一著	134	2300円
B-3	（10回）	冠循環のバイオメカニクス	梶谷文彦編著	222	3600円
B-4	（11回）	身体運動のバイオメカニクス	石田・廣川・宮崎・阿江・林共著	218	3400円
B-5	（12回）	心不全のバイオメカニクス	北畠・堀編著	184	2900円
B-6	（13回）	生体細胞・組織のリモデリングのバイオメカニクス	林・安達・宮崎共著	210	3500円
B-7	（14回）	血液のレオロジーと血流	菅原・前田共著	150	2500円
B-8	（20回）	循環系のバイオメカニクス	神谷瞭編著	204	3500円
C-2	（17回）	感覚情報処理	安井湘三編著	144	2400円
C-3	（18回）	生体リズムとゆらぎ ―モデルが明らかにするもの―	中尾・山本共著	180	3000円
D-1	（6回）	核医学イメージング	楠岡・西村監修　藤林・田口・天野共著	182	2800円
D-2	（8回）	X線イメージング	飯沼・舘野編著	244	3800円
D-3	（9回）	超音波	千原國宏著	174	2700円
D-4	（19回）	画像情報処理（I） ―解析・認識編―	鳥脇純一郎編著　長谷川・清水・平野共著	150	2600円
D-5	（22回）	画像情報処理（II） ―表示・グラフィックス編―	鳥脇純一郎編著　平野・森共著	160	3000円
E-1	（1回）	バイオマテリアル	中林・石原・岩崎共著	192	2900円
E-3	（15回）	人工臓器（II） ―代謝系人工臓器―	酒井清孝編著	200	3200円
F-1	（5回）	生体計測の機器とシステム	岡田正彦編著	238	3800円
F-2	（21回）	臨床工学(CE)とME機器・システムの安全	渡辺敏編著	240	3900円

以下続刊

- A　生体用マイクロセンサ　江刺正喜編著
- C-4　脳磁気とME　上野照剛編著
- D-6　MRI・MRS　松田・楠岡編著
- E-2　人工臓器（I）―呼吸・循環系の人工臓器―　井街・仁田編著
- F　地域保険・医療・福祉情報システム　稲田紘編著
- F　医学・医療における情報処理とその技術　田中博編著
- F　病院情報システム　石原謙著

定価は本体価格+税です。
定価は変更されることがありますのでご了承下さい。

◆図書目録進呈◆

臨床工学シリーズ

（各巻A5判，欠番は品切です）

- ■監　　　　修　日本生体医工学会
- ■編集委員代表　金井　寛
- ■編集委員　伊藤寛志・太田和夫・小野哲章・斎藤正男・都築正和

配本順		著者	頁	本体
1.（10回）	医　学　概　論（改訂版）	江部　充他著	220	2800円
5.（1回）	応　用　数　学	西村千秋著	238	2700円
6.（14回）	医　用　工　学　概　論	嶋津秀昭他著	240	3000円
7.（6回）	情　報　工　学	鈴木良次他著	268	3200円
8.（2回）	医　用　電　気　工　学	金井寛他著	254	2800円
9.（11回）	改訂医用電子工学	松尾正之他著	288	3300円
11.（13回）	医　用　機　械　工　学	馬渕清資著	152	2200円
12.（12回）	医　用　材　料　工　学	堀内孝・村林俊共著	192	2500円
13.（15回）	生　体　計　測　学	金井寛他著	268	3500円
20.（9回）	電気・電子工学実習	南谷晴之著	180	2400円

以　下　続　刊

4.	基　礎　医　学Ⅲ	玉置憲一他著	10.	生　体　物　性　椎名毅他著
14.	医用機器学概論	小野哲章他著	15.	生体機能代行装置学Ⅰ　都築正和他著
16.	生体機能代行装置学Ⅱ	太田和夫他著	17.	医用治療機器学　斎藤正男他著
18.	臨床医学総論Ⅰ	岡島光治他著	21.	システム・情報処理実習　佐藤俊輔他著
22.	医用機器安全管理学	小野哲章他著		

ヘルスプロフェッショナルのためのテクニカルサポートシリーズ

（各巻B5判）

- ■編集委員長　星宮　望
- ■編集委員　髙橋　誠・徳永恵子

配本順		著者	頁	本体
1.	ナチュラルサイエンス（CD-ROM付）	髙橋誠・但野茂・和田彦・有田龍三郎 共著		
2.	情　報　機　器　学	髙永・橋田啓・誠 共著		
3.（3回）	在宅療養のQOLとサポートシステム	徳永恵子編著	164	2600円
4.（1回）	医　用　機　器Ⅰ	田村俊憲・山越世一・村上肇 共著	176	2700円
5.（2回）	医　用　機　器Ⅱ	山形仁編著	176	2700円

定価は本体価格+税です。
定価は変更されることがありますのでご了承下さい。

図書目録進呈◆

再生医療の基礎シリーズ
―生医学と工学の接点―

(各巻B5判)

コロナ社創立80周年記念出版
〔創立1927年〕

- ■編集幹事　赤池敏宏・浅島　誠
- ■編集委員　関口清俊・田畑泰彦・仲野　徹

配本順			頁	本体
1.(2回)	再生医療のための**発生生物学**	浅島　誠編著	280	4300円
2.(4回)	再生医療のための**細胞生物学**	関口清俊編著	228	3600円
3.(1回)	再生医療のための**分子生物学**	仲野　徹編	270	4000円
4.(5回)	再生医療のためのバイオエンジニアリング	赤池敏宏編著	244	3900円
5.(3回)	再生医療のためのバイオマテリアル	田畑泰彦編著	272	4200円

バイオマテリアルシリーズ

(各巻A5判)

			頁	本体
1.	**金属バイオマテリアル**	塙　隆夫・米山　隆之 共著	168	2400円
2.	**ポリマーバイオマテリアル** ―先端医療のための分子設計―	石原一彦著	154	2400円
3.	**セラミックバイオマテリアル** 尾坂明義・石川邦夫・大槻主税 井奥洪二・中村美穂・上高原理暢 共著	岡崎正之・山下仁大編著	210	3200円

定価は本体価格+税です。
定価は変更されることがありますのでご了承下さい。

図書目録進呈◆

生物工学ハンドブック

日本生物工学会 編
B5判／866頁／本体28,000円／上製・箱入り

- ■ **編集委員長**　塩谷　捨明
- ■ **編集委員**　五十嵐泰夫・加藤　滋雄・小林　達彦・佐藤　和夫
  （五十音順）　澤田　秀和・清水　和幸・関　達治・田谷　正仁
  　　　　　　土戸　哲明・長棟　輝行・原島　俊・福井　希一

> 21世紀のバイオテクノロジーは，地球環境，食糧，エネルギーなど人類生存のための問題を解決し，持続発展可能な循環型社会を築き上げていくキーテクノロジーである。本ハンドブックでは，バイオテクノロジーに携わる学生から実務者までが，幅広い知識を得られるよう，豊富な図と最新のデータを用いてわかりやすく解説した。

主要目次

- **I編：生物工学の基盤技術**　生物資源・分類・保存／育種技術／プロテインエンジニアリング／機器分析法・計測技術／バイオ情報技術／発酵生産・代謝制御／培養工学／分離精製技術／殺菌・保存技術
- **II編：生物工学技術の実際**　醸造製品／食品／薬品・化学品／環境にかかわる生物工学／生産管理技術

本書の特長

- ◆ 学会創立時からの，醸造学・発酵学を基礎とした醸造製品生産工学大系はもちろん，微生物から動植物の対象生物，醸造飲料・食品から医薬品・生体医用材料などの対象製品，遺伝学から生物化学工学などの各方法論に関する幅広い展開と広大な対象分野を網羅した。
- ◆ 生物工学のいずれかの分野を専門とする学生から実務者までが，生物工学の別の分野（非専門分野）の知識を修得できる実用書となっている。
- ◆ 基本事項を明確に記述することにより，長年の使用に耐えられるようにし，各々の研究室等における必携の書とした。
- ◆ 第一線で活躍している約240名の著者が，それぞれの分野の研究・開発内容を豊富な図や重要かつ最新のデータにより正確な理解ができるよう解説した。

定価は本体価格+税です。
定価は変更されることがありますのでご了承下さい。

図書目録進呈◆

バイオテクノロジー教科書シリーズ

(各巻A5判)

■編集委員長　太田隆久
■編集委員　相澤益男・田中渥夫・別府輝彦

配本順			頁	本体
1. (16回)	生命工学概論	太田隆久著	232	3500円
2. (12回)	遺伝子工学概論	魚住武司著	206	2800円
3. (5回)	細胞工学概論	村上浩紀・菅原卓也共著	228	2900円
4. (9回)	植物工学概論	森川弘道・入船浩平共著	176	2400円
5. (10回)	分子遺伝学概論	高橋秀夫著	250	3200円
6. (2回)	免疫学概論	野本亀久雄著	284	3500円
7. (1回)	応用微生物学	谷吉樹著	216	2700円
8. (8回)	酵素工学概論	田中渥夫・松野隆一共著	222	3000円
9. (7回)	蛋白質工学概論	渡辺公綱・小島修一共著	228	3200円
10.	生命情報工学概論	相澤益男他著		
11. (6回)	バイオテクノロジーのためのコンピュータ入門	中村春木・中井謙太共著	302	3800円
12. (13回)	生体機能材料学 ― 人工臓器・組織工学・再生医療の基礎 ―	赤池敏宏著	186	2600円
13. (11回)	培養工学	吉田敏臣著	224	3000円
14. (3回)	バイオセパレーション	古崎新太郎著	184	2300円
15. (4回)	バイオミメティクス概論	黒田裕久・西谷孝子共著	220	3000円
16. (15回)	応用酵素学概論	喜多恵子著	192	3000円
17. (14回)	天然物化学	瀬戸治男著	188	2800円

定価は本体価格+税です。
定価は変更されることがありますのでご了承下さい。

図書目録進呈◆